JN025274

Depression und Burnout loswerden

落ち込みやすいあなたへ

「うつ」も「燃え尽き症候群」も
自分で断ち切れる

Klaus Bernhardt
クラウス・ベルンハルト
平野卿子・訳

CCCメディアハウス

はじめに

うつや燃え尽き症候群に苦しむ人は、孤独で心に大きな虚しさを抱えています。なぜだかわからない深い悲しみと、もう何もかもうまくいかない、誰ともちゃんとやっていけないという気持ちとで心の奥底からすり減っていきます。

しかも、その苦しみは本人だけではありません。パートナーや両親、子供、友人、同僚といったまわりの人たちにもふりかかります。親しまれ、信頼されていた人が次第に生きる喜びを失って心を閉ざしていくのを、ただ手をつかねて見ていることしかできないからです。

この本はうつ病や燃え尽き症候群に苦しんでいる人だけでなく、大切な人がまたもとのように元気になることを願っている人たちのためのものでもあります。

今この本を手にしているあなたは、うつ病のためにいろいろな治療法を試したあげく、効果がなかったのではないでしょうか。ひょっとすると、一度なったら最後、何度でも再発すると言われたかもしれません。けれども、わたしはこう断言できます――決してそんなことはありません。わたし自身、若い頃に深刻なうつ病に苦しみました。また、41歳のときにはかなり重い燃え尽き症候群を経験しています。

しかし、どちらの場合も、医師に勧められたセラピーの多くが自分には合わないと感じたわたしは、自分の直感を頼りに独自のやり方を見つけて落ち込みから抜け出すことができました。

セラピストとしての長年の経験から、わたしはうつ病においても燃え尽き症候群においても、見当違いな治療が驚くほど多く施されていることを知っています。本当の原因を突きとめようとせずに、症状のみを抑え込もうとする治療ばかりが増えているのです。これでは良くなりません。

しかし、そのなかでも、うつ病や燃え尽き症候群から抜け出す方法を見つけた人たちは大勢います。それがどのようにして可能だったのか、本書ではその実例をいろいろ紹介しています。薬をひとつ変える、ある食品を控える、そんな簡単なことだけで、数週間でうつが完全に消えることもあるのです。

とはいえ、多くの場合、原因はひとつではなく、数多くの小さな誘因が複雑にからみあい、お互いに強化し合っています。これらは個別に見ると無害に思えるので、治療中に見落とされることが珍しくありません。ところがいったん組み合わされると、元気で明るかった人々でさえ、あっという間にやつれることもあるのです。

あなたの場合もこういった多元的な誘因が関わっているかどうか、もしそうならどうすればいいのかについては、簡単なテストと豊富な実例によって知ることができます。

本書はあなたが一歩踏み出して乗り越えるお手伝いをすることを目的にしています。とは言っても、その一歩が当人にはとてもつらいものだということもよくわかっています。ですから、わたしが目指したのは、すべての抑うつ症状が短期間に軽くなる簡単な方法をできるだけわかりやすくお伝えすることでした。

自力でできるのか、それともはじめのうちは親族のサポートが必要なのかについては、もちろん、あなたが落ち込みに苦しむようになってからどれくらい経っているのかによって異なります。

いずれにせよ、本書に書かれたことをしっかり読んで理解してくだされば、うつ病と燃え尽き症候群の本当の原因を見つけて、それに応じた対処法を学ぶことができます。それらは決して難しいものではありません。どれもごく小さな一歩です。でも、それらが集まれば、あなたは再び気持ちの良い晴れやかな日々へと戻れます。そして、それこそが、わたしが心から望んでいることなのです。

クラウス・ベルンハルト

本書を読まれる方に

クラウス・ベルンハルト氏の前著『敏感すぎるあなたへ』（CCCメディアハウス）をお読みになっていない読者のために、本書に登場する脳科学に関する用語と「心の声」について簡単に説明しておきます。

ベルンハルト氏の療法は最新の脳科学に基づいています。90年代半ばまで、脳は成人したあとは一生変わらないと考えられてきましたが、現代では死ぬまで変わり続けることがわかっています。これを「脳の可塑性（かそせい）」といいます。つまり、わたしたちは死ぬまで変わることができるのです。

脳はニューロン（神経細胞）で構成されています。個々のニューロンはシナプス（ニューロンと別のニューロンのつなぎ目）によって結ばれており、脳全体に巨大なネットワーク（神経回路）を形成しています。

わたしたちが何かを考えると、その考えは脳の中に保存されます。けれども頭の中にはコンピュータのようなハードディスクがないので、シナプスを使って保存します。つまり、何かを考えると、その瞬間にニューロンの新たな結合が生まれ、脳は再編成されるのです。

また、心因性の身体の不調のほとんどは、無意識が「心の声」（直感）を通じて出す警告であり、わたしたちが心身ともに健康でいるためには、心の声を聞くことが何よりも重要であると、著者は説いています。

訳者

第1章

本当なのか
——うつと燃え尽き症候群に関する通説

うつは悲しみと絶望の原因ではない。

それは同じような症状の人たちをひとくくりにするための記号にすぎない。

そうすれば、同じ薬でみんなを治療できるからだ。

「うつ病ですね。じゃあ、抗うつ薬を出しておきましょう。はい、次の人どうぞ」

マーク・ハイマン

アメリカの医師でありベストセラー作家のこの言葉ほど、うつ病の最も一般的な治療法の問題点を明らかにしているものはありません。けれどもまるでそれがどうした、とでもいうように、同じ種類の薬が、燃え尽き症候群や不安、摂食および睡眠障害、慢性疼痛、椎間板ヘルニア、ストレスによる膀胱機能障害、早漏、および他の多くの精神的および身体的な不調にも処方されているのです。

　脳の神経伝達物質を操作すれば数多くの疾患を治療できる——これは確かに魅力的な考えでしょう。しかし、それはあまりに現実離れしています。これらの疾患がたったひとつの原因で起きることはごくまれだからです。問題にすべきなのは、それよりもさまざまな欠乏症状やストレスの多い状況に対する心と身体の反応のほうなのです。

　心理療法や生活環境を変えることの他にも有効な方法がたくさんあります。たとえば、メンタルテクニックを使ってネガティブな思考パターンから抜け出す人もいれば、日差しを浴びて運動するだけで良くなる人もいます。

　また、薬やある種の食品に対して奇異反応（本来予想される作用の逆の反応）をする人も、びっくりするほどたくさんいます。ある種の微量元素の不足や過剰でさえ、うつ病、不安症、燃え尽き症候群につながる可能性があります。

　同じことが、見つかっていない炎症や、頸椎（けいつい）外傷の結果として生ずる細胞代謝の乱れにも当てはまります。これらの異なる誘因を薬だけで治療しようとすると、病気の本当の原因を見落とすだけではなく、さらなる、場合によっては深刻なトラブルを誘発することになります。

　ところが、抗うつ薬であれ、β遮断薬や鎮静剤であれ、本当の原因を突きとめずに、対症療法だけがとられていることが非常に多いのが実状です。

それはちょうど、家で火災が発生したときに、煙探知機の耳障りな音だけをオフにするようなものです。症状ではなく、本当の原因がどこにあるかを認識していないかぎり、再発を防ぐことはできません。

そのためには、場合によっては善意の忠告さえ疑ってかかる必要があるかもしれません。いずれにせよ、医学の歴史において、実証されていた方法があとになって間違っていた、いやそれどころか有害であることがわかったケースは、決して珍しいことではありません。

燃え尽き症候群とうつ病の区別からして簡単ではありません。専門家の間でさえ、意見が分かれています。燃え尽き症候群の典型的な症状は、たとえば意気消沈や、興味の喪失、集中力や労働意欲の欠如です。しかし、まったく同じ症状がうつ病の人にも見られます。

ということは、多くの人が主張するように、燃え尽き症候群はうつ病の体裁のいい言い方にすぎないのでしょうか？　いえ、決してそうではありません。ですから、この2つを絶対に同じように扱ってはいけません。

1　うつと燃え尽き症候群の原因は違う

うつ症状を訴えてカウンセリングに来る人は、2つのグループに分けられます。ひとつは程度の差はあれ、いわゆるうつ病の人たちです。もうひとつは、燃え尽き症候群を経てうつになった人たちです。この小さな、けれども微妙な違いを問題にしない医師もいるようです。それはそうでしょう、どっちみち同じ向精神薬を処方するのですから。けれども、わたしにとってこの違いは、早期の回復のためのきわめて重要な手がかりです。

特に、精神的なもの、つまり考え方が主な原因で発症した場合には、燃え尽き症候群の人にはうつ病の人とはまったく違う治療が必要です。困ったことに、このグループの人たちの多くは、以前自分が燃え尽き症候群にかかっていたことに気づいていません。これは、治療中にさまざまな質問をすることでのみ明らかになることがよくあります。これについては、後で詳しく説明します。

□あなたは悲観主義者、それとも完璧主義者？

いきなりうつになる（薬が原因でない）人は、はじめから燃え尽き症候群になる人とはまったく違う考え方をするのが普通です。この人たちは、意図的な悲観主義者、つまり何らかの意図をもって根拠のない悲観的な考えをする傾向があります。一方、燃え尽き症候群の人はどちらかといえば完璧主義者だといえます。

もしあなたに両方の要素がある場合、次の簡単なテストで、よりどちらに近いかがわかります。そしてこの2つの要素が同じくらいだったとしても、悲観しないでください。むしろ、そういう人はうつ病と燃え尽き症候群に対する両方のテクニックが使えるので、この本が二重に役に立つともいえます。

次の4つの質問に「はい」または「いいえ」で答えてください。

- 長年苦しんでいるトラウマ体験がありますか？
- これまでの教育や人生経験に基づいて過度に慎重で批判的な傾向がありますか？
- 国や役所、医療専門家、メディア、巨大企業、あるいは特定の社会階級に対して健全な不信感を抱いていますか？

- いつでも「だめだった」ときのために備えていますか？

これらの質問のうち少なくとも3つに「はい」と答えた場合は、意図的な悲観主義者の傾向があります。これまでの経験から前向きに考えられないのだろうということは容易に想像ができます。

ただし、注意が必要です。ある期間そうだったのは仕方ありませんが、そのままでいる時間が長くなるとそれだけ支払う代償が大きくなります。

というのは、想像しにくいかもしれませんが、ネガティブな考えを持ち続けるとあなたの脳の構造が変わってしまうからです。脳には可塑性があるために、ネガティブなことを知覚するのがますます得意になる一方で、前向きな体験を処理する能力は低下します。その際に脳内で生物学的変化が発生することは一連の研究によってすでに証明されています。[1] ただし、どうぞご心配なく。あとで説明しますが、これを防ぐための簡単な方法があります。

□「わたしはそんなにネガティブな考えの人間ではありません」

どうみても意図的な悲観主義者としか思えない人たちはみな、わたしにこう訴えます。

たいていそのあとでこんな言葉が続きます。

「家族に尋ねてみてください。わたしはほとんど文句を言いません」

確かにその通りです。なぜならこういう人たちは言うことと思っていることが大きく乖離しているからです。この人たちに「調子はどうですか」と尋ねると、答えは決まっています。「とてもいいですよ！」

けれどもただそういうふりをしているだけで、実際にはこんなふうに考えているのです。


わたしは疲れきっている。もう何もかもたくさんだ。「元気ですか？」と聞かれるのさえ、ストレスだ。


ですから、それ以上何も聞かれないように「元気ですよ」と返すのです。けれども、本当のところはどうなのかまったくわからなければ、まわりの人たちはどうしたらいいのでしょうか？　どうやって力になればいいのでしょう？

この人たちは、本当の気持ちを言うと迷惑がかかるからと、できる限り頑張ろうとします。そこへ次のような気持ちが加わると、事態は深刻になります。

どっちみち君はぼくの力になれない。だからこのうえ君を苦しめてどうなる？

あるいは、

もし彼が本当にわたしを愛しているなら、どれほどわたしがつらいか気づくはずなのに。

過大な要求だけでなく、孤独感まで加われば、単なる落ち込みだったものがうつになるのは時間の問題です。しかし、幸いなことにこのような考えは「間違った思い込み」に基づいていることが多いために、そこまで行かずに済みます。「間違った思い込み」とはどういうものか、それに対してどういう対策があるかについては第3章でお話しします。

□燃え尽き症候群になる人とうつになる人の違い

燃え尽き症候群になりやすい人の多くは、完璧主義の傾向があるといえます。つまり、この点で意図的な悲観主義者とは異なる考え方をしているのです。このグループに属しているかどうかを知るには、さらに次の４つの質問に答えてください。ただし、これが役に立つのは現在うつに苦しんでいない場合だけです。すでにうつに移行しているようなら、以前もっと元気だったときのことを思い出して答えてください。

- 家族の幸福はあなたに大きく依存していると感じていますか？
- 時間がなくても、友人や知人のために助言したり力を貸したりしますか？
- がむしゃらに突き進む「頑張り屋」ですか、あるいは努力が足りなかったと悔やむことがよくありますか？
- 「良い」では満足できないですか？　少なくとも人生のある局面では「完璧」でいたいですか？

これらの質問のうち少なくとも３つに「はい」と答えましたか？　それなら、完璧主義の傾向があります。大事なことをひとつ。もしあなたが両方の質問にそれぞれ２つあるいはそれ以上「はい」と答えたなら、興味のある個所だけでなく、本書を始めから終わりまでできるだけ注意深く読んでください。そういうあなたにとって、人生の喜びとおだやかな暮らしのためのヒントはすべての章にあります。

□うつにも役割がある

完璧主義者は、たとえ休暇中でも上司や顧客、部下、または親戚や知人が連絡が取れるように待機していることが珍しくありません。こういう「信頼できる態度」は、彼らにとってごく当たり前のことなのです。その際、いつでも最後になってしまう人がいることになかなか気がつきません――ところがそれは自分なのです。

完璧主義者はいつも、時間が足りないと感じています。常に、やり残したことがあると思っています。何もかも抱え込み過ぎたと気づいたときにはいつだってあとの祭りです。そうこうしているうちにこんなことを考えている自分に気がつきます。

もうたくさんだ。これ以上は無理だ。

こういう考えが頻繁に現れれば現れるほど、集中力と業績は低下します。その結果、しなくてもいいようなミスが生じてさらにプレッシャーになり、やがて良心の呵責につながり、燃え尽き症候群へと向かっていきます。
うつ病へと移行したとしても、このうつには意図的な悲観主義者の場合とはまったく別の意味があります。そうなのです。燃え尽き症候群のあとのうつ病はある重要な役割を果たしています。それは**緊急停止スイッチ**です。

この人たちは自分から休むことは決してありません。ですから、たとえそれがいかに不快なものであっても、無意識は「心の声」を通じてわたしたちを強制的に休ませようとするのです。

これはエンジンにダメージを与えるのを車が防ぐのと非常によく似たメカニズムです。車載コンピュータが重大なエラーを見つけると、車の最高速度は時速80キロに制限されます。どんなにアクセルを踏んでも、これ以上速く走りません。車が修理に出され、エラーが修正されてはじめて、もとのようにフル回転させることができます。

うつ病と診断された１００人を超える患者さんに、入院したことがあるか、もしあるなら、その効果はどれくらい早く現れ、かつ長続きしたかを尋ねました。結果は非常にはっきりと出ました。以前に燃え尽き症候群を経験した人のほうが、いきなりうつ病になった人よりも入院生活によってずっと症状が軽くなったのです。

それは理にかなっています。燃え尽きた人に足りなかったのは（新しい考え方の他には）、自分自身をいたわる能力だけでした。ですからバッテリーを強制的に充電させせればたいていはすぐに効果が現れます。

これらの人々が立ち直った場合、2つの選択肢があります。この経験から教訓を得てこれからは自分を大事にするか、または新たに獲得したエネルギーを使って以前と同じようにフル回転するかです。

このサイクル（燃え尽きてうつを発症する→うつの間にふたたび力を得る→新たに燃え尽きてうつを発症する）が繰り返されると双極性障害になります。両極端の間で振れるため、以前は「躁うつ病」と呼ばれていました。気分の変動がそれほど極端でない場合は「気分循環症」といいます。

双極性障害の躁状態は非常に生産的であるせいか、この障害のある人々の中にはひとかどの人物がいることが珍しくありません。たとえば、ウィンストン・チャーチル、ヘルマン・ヘッセ、レオナルド・ダヴィンチ、マーク・トウェイン、ナポレオン・ボナパルト、アブラハム・リンカーン、63歳で自らの命を絶った俳優のロビン・ウィリアムスなどです。

残念ながら、自殺は心理的にストレスの多い状況から逃避する最後の手段のように思われており、決して少なくないので、本書でこのテーマに触れないわけにはいきません。人々が自殺する理由は基本的に次の2つです。他に選択肢がないと思うこと、それから特定の物質によって自殺へと駆り立てられることです。

わたしがこの本を書いた最大の動機はこのひとつ目の理由にあります。なぜなら、あなたが今うつ病や燃え尽き症候群に苦しんでいたとしても、そこから脱け出すための多くの方法と選択肢があるからです。

それから、いかに多くの薬が副作用としてうつ病および自殺のリスクの増加を挙げているかということをできる限りわかりやすく説明することによって、２つ目の理由からもあなたを守りたいのです。中でも、いわゆるポリファーマシー（害のある多剤服用）は、現在多くの医療専門家によって深刻な問題だとみなされています。

しかし、気をつけてください！ **いかなる場合も、**いきなり薬をやめてはいけません。まずここに書かれている治療法を試してから、必要に応じて信頼できる医師に相談して、少しずつ減らしていってください。

□どうか的を射たセラピーを

一般的に言って、完璧主義者より純粋な意図的な悲観主義者のほうが治療に長い時間を要します。さらに、新たにうつの症状が出るリスクも少し高くなります。脳科学によれば、絶えずネガティブな思考に支配された結果、彼らの脳はまったく違った構成になっているからです。

そのためもはや自動的にポジティブに考えることはできません。というのは、もう長い間このような考え方が訓練されなかったために、ポジティブなシナプスがしっかりと脳内に固定されていないからです。こうなると、新しい考え方を少しずつ学んで絶えず定着するように訓練しないかぎり、一時的に良くなってもまたぶり返してしまいます。

しかし、従来の治療法の大きな弱点はまさにここにあります。彼らにとってセラピストよりも必要なのは、やる気を起こさせるトレーナーだからです。つまり毎日訓練に付き合ってくれる人です。

うつに作り上げられた脳が再編成されてあらゆるネガティブな兆候が消えるまで、辛抱強く続けなければなりません。6週間の入院、あるいは毎週1~2時間の治療では、これはなかなか到達できません。

人を落ち込みから少しずつ引き戻すためには、何よりもまず根気が必要であり、時には大変な仕事になります。そして、ほとんどの場合、この仕事はセラピストによってではなく、親族や友人によって行われます。わたしはその方々に深い敬意を抱いています。だからこそ、これらの方たちが燃え尽きたり落ち込んだりするのを防ぐことが、わたしの任務だと考えています。

そのためにはまず、落ち込みがどのように発生するか、早く立ち直らせるためにはどのような手段があるかについて、可能な限りわかりすく説明します。さらに、うつ病や燃え尽き症候群から身を守るための予防策として、本書で紹介する方法を試してみることをお勧めします。

□あらかじめ注意をひとつ

普遍化と間違った逆推論に注意してください。逆推論とは、結果から原因を推理するやり方です。燃え尽き症候群の人がみなにうつ病になるわけではありません。そして、うつと燃え尽き症候群を何度か経験した人がみな双極性障害になるとは限りません。

ここで言えるのは、双極性障害の人の大多数が燃え尽き症候群と闘わなければならなかったことだけです。また、「青天のへきれき」のように突然にうつ状態になった人には、しばしば身体的要因が関わっていることがわかっています。たとえばさまざまな薬剤による副作用や相互作用、甲状腺障害、または特定の物質に対するアレルギー反応などです。

しかしこういったからといって、この逆が真だということではありません。複数の薬を服用している、または甲状腺の疾患があるからうつになるという意味ではありません。

これらすべてがどのように相互に作用するか、向精神薬の他にどんな選択肢があるのかについては、次の章で段階的にお話しします。

2 うつ病とは何か

患者だけでなく一部の医師やセラピストの間にも、脳内のセロトニンまたはノルアドレナリンの不足がうつ病の原因であるという説が根強く残っています。「うつ病トゥデイ」誌のインタビューで、精神科医のウーヴェ・ゴンターは次のように明言しています。(2)

最近になってようやくわたしは、卒後研修を通じて、うつ病の正しい生化学が知られていないことに気がつきました。うつ病であることを示す内因性物質はなく、うつ病が改善したときに測定可能な程度に変化する物質もありません。わたしたち精神科医は、(製薬業界の)宣伝文句を信じていましたが、そこにはいかなる確固たる科学的根拠も欠けていたのです。

彼は精神医学と心理療法の専門家であり、ブレーメンのアメオスクリニック医療部長です。このクリニックはドイツでもきわめて古い精神科専門病院のひとつで、うつ病や不安障害の治療に数十年の経験があります。さらに、この意見には多くの同僚が賛同しています。２０１６年末の「ラジオブレーメン」のインタビューで、彼はさらに次のように言い切っています。

抗うつ薬と呼ぶことがすでに間違っていると思います。この名前はうつ病を薬物で簡単に一掃できるように思わせますからね。これには生物学的な根拠などありません。つまり、抗うつ薬は抗うつ薬ではないのですよ（……）。あまり長く服用すると害があります。

引用したのはインタビューのごく一部なので、ここで付け足しておかねばならないのは、抗うつ薬の使用が必要とされる例外的なケースがあることです。重度のうつ病の場合、抗うつ薬を短期に飲むことは役に立ちます。しかしながら、それ以降は段階的に減らしていき、別の療法、たとえば心理療法などに引き継ぐべきなのです。

これはわたしの経験とも一致しています。こうすれば、向精神薬の処方を半分にできるだけでなく、精神疾患の発病数も闘病期間も大幅に減らすこともできるはずです。

わたしがこの大胆な発言をするに至った経緯を説明しましょう。

まず、４０００万人以上のヨーロッパ人が抗うつ薬を服用しています。これは人口の約８％です。アメリカでは、10人にひとりです。その人たちの多くは脳のセロトニン濃度が増えました。

ばかばかしいことに、うつ病の人にセロトニンが欠乏しているという科学的論拠はひとつもありません。それどころか「健康な人」よりもセロトニンが多い人がたくさんいるのです。

幸せとセロトニン濃度との関係は一度も証明されていません。脳内にセロトニンがたくさんある人が他の人よりも幸せであるとは限りません。性的機能不全に苦しむ可能性が高いだけです。「医師新聞」によると、抗うつ薬を服用している全患者の約59％もの人に性機能障害が起きています。[3] 次の薬剤を飲んでいる人に特にその影響がみられます。

シタロプラム　　　　クロミプラミン
エスシタロプラム　　フルオキセチン
フルボキサミン　　　ミルタザピン
パロキセチン　　　　セルトラリン
ベンラファキシン

処方される抗うつ薬の数が増え続けているのには単純な理由があります。何十年もの間、製薬会社が全力を挙げて医師や診療所に不完全な情報を提供してきたからです。これらの薬に、自信たっぷりに宣伝されただけの効果が実際にあるのかどうかを確かめるのは何ら難しいことではありません。

投与される抗うつ薬の数は、過去10年間でほぼ倍増しています。これらの薬が製薬会社が言っているように効くのであれば、うつ病と燃え尽き症候群に苦しんでいる人々の数は大幅に減少しなければなりません。しかし、実際には、患者数は劇的に増加しています。長期にわたって治らない患者と慢性うつ病患者も同様です。

これはどういうことでしょう？　少なくともここでひとつの疑問が生じます。

今日、患者が劇的に増えたのは、これらの薬が大量に投与されたからではないのか、と。さて、このあと本書で多くの研究に基づいて証明していく事実を、ここでまとめておきましょう。

□まとめ

- **うつ病は、相互に影響を及ぼすさまざまな要因によって起きる。**心身を一体と見なすことによってのみ、うつ病から迅速かつ永久に抜け出すことができる。
- **うつ病は、セロトニンやノルアドレナリンの欠乏が原因ではない。**したがって、脳内のこれらの神経伝達物質を操作するために抗うつ薬を使用することはほとんど意味がない。

- うつ病は基本的に薬で治療する必要はない。薬を必要とするのは重度のうつ病に限られる。その際、飲むのは数カ月間だけにする。
- うつ病は一定期間をおいて再発するとは限らない。そうなるのは、原因を放っておいて対症療法をするからである。

3 燃え尽き症候群とは何か

2018年の「BKK（企業健康保険組合）調査」によると、ドイツ人の2人にひとりが、燃え尽き症候群のリスクがあると考えています。[4] なぜそういう人が増えているのでしょうか？

燃え尽き症候群を発症する10の原因については、第4章で詳しく説明します。ほとんどの場合、複数が当てはまると思ってください。でも、心配しないでいいのです。原因となるものがみな、互いに影響し合っているためです。それらを少しずつ取り除いていていけば再び元の生活へ戻ることができます。
その前にまず、燃え尽き症候群とは何かについてお話ししましょう。

□燃え尽き症候群には薬はいらない

おそらく最もやっかいな通説は、燃え尽き症候群は社会的に受け入れられやすいうつ病の別名にすぎないというものです。多くの医師が向精神薬を処方するのはそのためです。

もちろん、「燃え尽き症候群なんです」と言うほうが「うつ病なんです」と言うより聞こえがいいでしょう。燃え尽き症候群という言葉は、燃え尽きてしまうまで仕事や家族のために自分を犠牲にしたという感じを与えるからです。一方、うつ病のほうは多くの場合はっきりした理由がありません。

ただし、前に述べたように、うつ病は、埋もれていた燃え尽き症候群の結果として起きることがとても多いのです。したがって、このタイプのうつ病には抗うつ薬を使っても意味がありません。効果がないだけでなく、むしろ回復を遅らせるからです。

急性燃え尽き症候群を終わらせるには、そうなった原因を知る必要があります。そしてそのほとんどは、好ましくない「頭の中の対話」と「思い違い」で、これは成功した人々の間でさえ広まっています。

ただし、これらを変えるには、明晰な頭脳と信頼できるサインを出す身体が必要です。ところが抗うつ薬を服用したあとは、もはやこのどちらも存在しません。なぜなら、これらの薬の最も一般的な副作用は、疲労、頭痛、睡眠障害、消化不良、性機能障害、吐き気、体重増加だからです。

□燃え尽き症候群に欠けているのはワークライフバランスだけ?

いいえ、これも頑固な通説です。燃え尽き症候群の人も、友達に会ったり、スポーツや趣味に時間を使ったりしています。問題は切り替えができないことです。

彼らは絶えず、あれをしなければ、これもまだ終えていないといった焦燥感を抱いています。その結果、その時その時を楽しまないで、顧客や散らかった机、子供の学校でのトラブル、その他片づいていない仕事のことなどで頭がいっぱいになってしまいます。

こういうときに効果的な対策は、マインドフルネストレーニングです。ただし、これが有効なのは、片づいていない仕事の解決策が見つかったときだけです。ですから、マインドフルネス(M)だけでなく、アウトソーシング(O)が必要なのです。任務や責任を委ねることは、綿密に考えられたワークライフバランスよりもはるかに重要な燃え尽き症候群の予防策です。Ｍ＆Ｏを生活に組み入れる方法については、第５章を参照してください。

□心の声の仕事はあなたを守ること

カメラマンであり作家であるウルリッヒ・シャファーは、身体と心の声の協同作業をこんなふうに説明しています。


心の声が身体に言いました。

「君が先にやってくれ。やつはおれが何を言っても聞く耳を持たないんだよ。君の言うことなら、聞くかもしれない」

「じゃあ、病気になるよ。そうすればやつも考え直すだろう」

身体は心の声に言いました。


繰り返しますが、燃え尽き症候群のあとで発症したうつ病は薬で治療しない──これは非常に重要です。このうつ病は、他でもない、心の声による緊急停止スイッチだからです。こうしてあなたの無意識は自分の職務を遂行します。つまり、あなたを保護して、休息させ、ゆっくりとものを考えるように仕向けます。

あなたが自分の間違いに気がついて修正すれば、落ち込みは自然に消えます。ただし、不必要な薬物で身体を混乱させていない場合に限ります。

□まとめ

- **うつ病と燃え尽き症候群は根本的に異なる。**したがって、同じように扱ってはいけない。けれども、燃え尽き症候群をきちんと治療しなかったり、間違った薬物治療をしたりすると、本物のうつ病になる可能性がある。
- **燃え尽き症候群は抗うつ薬では治らない。抗うつ薬は脳の思考能力を低下させることがよくある。**しかし、燃え尽き症候群の人々は依然として心の中に「頑張り屋」を抱えているので、抗うつ薬のために自分で決めた日々の目標を達成できないと、さらなるプレッシャーを感じることになり、状況は悪化する。
- **燃え尽き症候群はワークライフバランスを改善すれば良くなるようなものではない。**

多くの場合、その原因は自由時間の不足や趣味がないことではないからだ。むしろ、問題はこれらを楽しめないことにある。なぜなら意識下でいつも、本当はこんなことをしている余裕はないんだ、他にやらなければならないことがあるんだと、気が咎めているからだ。したがって、ワークライフバランスを改善するより、もっと効果的な新たな考え方に取り組む必要がある。

第2章 うつになる10の原因とは

はじめにお話したように、うつ病の引き金になるものはたくさんあります。単独で働くものもあれば、互いに組み合わせた場合にのみ破壊力を発揮するものもあります。この章では、これらを詳しく分析します。適切な対策については、少しあとで説明します。むろん、原因が特定できたらすぐに対策を知りたいと思う方はいるでしょう。しかし、わたしの経験からいって、「急がば回れ」。まずは本書を最初から最後までひととおり読むほうが得策です。というのも、そうすることによってのみ、すべての原因を見つけて回復への道をまっすぐ進むチャンスがあるからです。

原因1 ネガティブな思考と意図的な悲観論

今日の脳研究のおかげで、年をとっても脳は変化し続けることがわかっています。このプロセスは脳の可塑性と呼ばれるものです。わたしたちの考えや行動は常に新しいシナプスの接続を生み出しますが、一方で古い接続は解体されます。それなしには頭蓋骨はパンクしてしまうでしょう。脳科学者は言います。

「使いなさい。さもないと失うよ」

つまり、情報を保存しても、使わなければそれは失われます。

わたしたちが頻繁に何かを考えたり行なったりすると、そのたびに脳内にしっかり「配線」されるためにアクセスがより簡単で高速になります。その結果、自動化されてほとんど無意識に行われるようになります。その良い例が運転です。

初心者は、運転するときにすべての神経を集中して注意を払わねばなりませんが、慣れてくれば運転中にラジオを聞くことも、隣の人と話すことも考えごともできます。

このタイプの自動化は、すべての行動と思考に例外なく当てはまります。いつも楽天的にものを考える人は、不愉快な出来事からでさえそう簡単にショックを受けません。

たとえば、独立をもくろんでいた従業員に新しい取引先を引き抜かれたとします。もちろん腹を立てるでしょうが、長い間ではありません。最初の怒りが収まるとすぐ、この経験から何かポジティブな要素を見つけ出そうとします。たとえばほとんど自動的にこんな考えが頭に浮かびます。

彼が早い段階で正体を現して良かったよ。引き抜いたのはひとりだったしな。第一、あそこが期待したように得意先になったかどうか、わかったもんじゃない。そうそう、支払い期日を守らないって話も聞いた。べつに惜しくはないね。

この非常に役立つ考え方は、心理学で「リフレーミング」といわれます。つまり、「物事を見る枠組み（フレーム）を変えて、別の枠組みで見直す（リフレーム）」という意味です。家族療法に起源を持つこのテクニックは、ネガティブな事実をきちんと受けとめながらも、そこに別の見方を与えることで、脅威やつらさをあまり感じないようにするうえでとても効果があるのです。

違った観点から新たに解釈することにはもうひとつの利点があります。不満を抱えたまま引き下がるのではなく、行動し、解決する能力が失われないことです。この方法は、うつ病と燃え尽き症候群の両方に驚くほど有効なので、あとでもう一度詳しく説明します。

一方、意図的な悲観主義者がリフレームすることはまずありません。それどころか、彼らは自分たちこそが現実的にものを考えており、危険から目をそらさずにいると考えています。だからたとえ不愉快なことが起こったとしても、すでに最悪の場合に備えているので、あまりショックを受けないで済むのだ、と。

けれども実際にはこれほど大きな誤りはないでしょう。なぜなら、脳科学と可塑性の発見からわたしたちが学んだのは次のようなことだからです。

ネガティブな考え方と意図的な悲観論は、不愉快な経験を防ぐことも、苦痛を軽減することもできない。

このような考え方をしていると、脳はますますネガティブなことばかりに気がつくようになります。一方、ポジティブなものを見る能力は、じょじょに退化していきます。そしてチャンスをとらえるより、行動を起こさないほうがいい理由を探すようになります。人生を改善する機会にはもはや気がつきません。代わりに、実際にはまったくそんなことはないのに、危険やトラブル、不正に囲まれているという感覚がますます強くなります。

　このわけは、すでに述べた脳の可塑性にあります。わたしたちの使い方に応じて脳は日ごとに変化し、すべての情報を感情というフィルターにかけます。つまり、わたしたちが愛しているものは恐れているものと同じようにしっかり知覚されます。そして焦点が当てられる回数が多ければ多いほど、わたしたちはそれに伴う感情もろともその情報にアクセスしやすくなります。一方、気にしていないことは、どんどんぼやけていきます。

　ところで、ここでひとつ質問を。あなたは車をお持ちですか？　もしそうなら、車を買ったあとしばらくは、運転中にやたらとその車種が目に入ったのではありませんか？　これは、脳が意識下ですべてをフィルターにかけて選別し、わたしたちがあらかじめ重要だと格付けしたものだけを知覚させるからです。わたしはしばしば患者さんを相手にこの「選択的知覚テスト」をしています。

　妊娠中の女性が街を歩くと、妊娠している他の女性が優先的に目に入るようになります。初めて犬を飼った人は、突然犬が街にたくさんいるように思い、タトゥーを入れようと考えている人は、タトゥーを入れている人がそこらじゅうにいるように思います。

　脳はわたしたちの個人的な好き嫌いをもとに情報を選別します。感激することの多い人ほど、幸せと満足を味わいます。一方、不満ばかり口にする人は、遅かれ早かれうつに向かうかもしれません。

でも、どうか心配しないでください。極めつきの悲観主義者でさえ、ちょっとした練習で前向きな考え方を学ぶことができます。この新しい考え方が実を結べば、それまでのネガティブな考え方にさよならできるのです。第3章では、このための簡単な練習を紹介します。

さて、脳の可塑性の知識をもとに、この章の最初の例に戻りましょう。新しい取引先を引き抜かれた経営者の話でしたね。もしその人が意図的な悲観主義者だったら、こんなふうに考えたのではないでしょうか。

はじめから、あいつは信用できないと思ってたんだ。雇ってやって、いろいろ教えてやったあげく、こんな目に遭わされるとはな。

とはいえ、実際はこういう目に遭わなかった可能性のほうが大きいでしょう。ただし、悲観的な考えのおかげで避けられたという意味ではありません。わたしの言いたいのは、そもそもこういう人は経営者にはならないだろうということです。ネガティブなことばかり考えている人は滅多なことでは独立しないからです。そしてできるだけ責任を負うまいとして、その結果、人に指図される人生を送ることになるという事実を見落としてしまいます。

こう言ったからといって、誰もが独立すべきだという意味でないのはもちろんです。サラリーマンとして組織で生き生きと働いている人はそれこそ大勢います。現在の職場に満足している人は環境を変える必要はありません。

ところで、望ましい職場について話をすると、反射的にこんなふうに言う人がいます。

そんなうまい話はありませんよ。いつだって何かがうまくいかないものです。
世の中、妥協しなければやっていけません。

うつ病を発症するリスクが高いのはまさにこういう人々です。なぜなら、快適に過ごせる職場環境について考えるという最初のステップで、すでに選択肢を制限しているからです。そして、次のような重要なルールを見落としています。

思い浮かべることさえできないものを経験できることはまずない。

理想的な仕事などないと思う人は、手近なところで手を打つでしょう。けれども、こういう考え方をしていると、なにかまずいことが起きたときに早い段階でより良い仕事を探すことができません。

その結果、プレッシャーがあまりに大きくて、いやおうなしに身の振り方を考えなければならなくなるまで、満たされない日々を過ごすことになります。こういうケースは珍しくありませんが、充実した生活を送るための大きな障害といえます。

□人間が変わる理由は2つしかない

人生においてわたしたちが何かを変えようとする理由は2つしかありません。大きな苦痛と大きな目標です。ひとつは、ストレスと苦痛があまりに大きく、いやおうなしに変えざるを得なくなるから。もうひとつは、非常に望ましい目標を見つけた人は、これを達成するより他に何も考えられないからです。

初めのケースは、うつの人全般に見られます。苦痛があまりにひどくなってからようやく何かを変える勇気が出るのです。あとのケースは、それとは逆にうつからしっかりと守ってくれます。

けれども気をつけてください！　大きな目標を追いかけるばかりで、せっかく達成できたものを祝わないでいると、燃え尽きてしまう危険があります。その秘訣は、ここでも適正な「用量」にあります。高名な医者であり、哲学者でもあるパラケルススは、500年以上前にすでにこう言っています。

あらゆるものは毒だ。毒のないものはない――それを毒でないものにするのは
適切な用量だけである。

できもしないことばかり考えて目標をつり上げるのは、何も目標がなく、最悪の事態ばかり予想するのと同じくらい有害です。セミナーでわたしはよく、荷車を引くロバの話をします。

ご存じのようにロバを走らせるには、鼻先にニンジンをぶらさげた棒をちらつかせます。ロバがこれを食べようとするので荷車は常に前進します。けれども、休憩なしでこれを続ければ、ロバはじきに倒れてしまいます。少なくともたまには立ち止まって、ニンジンを食べさせなければなりません。

大きな目標もこれと同じです。目標を持っていること自体はとても大事です。これは、わたしたちが老後も健康で幸せでいられる唯一の方法といえます。ただし、目標を小さな中間目標に分割することが重要であることを覚えておいてください。

中間目標地に着いたら、ソファーで本を読んだり、お気に入りのレストランで美味しい食事を楽しんだり、太陽の下でゆっくりと散歩をしたりして自分にご褒美を与えます。そうすれば、任意の目的地に到達できるでしょう。

さて、意図的な悲観論に戻りましょう。これは個人だけでなく、社会にも悪影響があります。こういう悲観的な考え方をしているために、不利な労働条件にもかかわらず何年も黙って働いている人が多ければ、「悪い上司」は自分のやり方を変えなくても済みます。

部下は不満を抱えたまま、力の限り働こうとしますが、ついににっちもさっちもいかなくなり、うつ病の診断が下りてようやく、仕事から離れます。けれども、もし従業員が早い段階で転職を考え出したら、上司は態度を改めざるを得なくなります。常に新人を採用して研修させていたら、企業にとって大きな損失だからです。

ただし、従業員がうつ病になったからといって、必ずしもあなたが悪い上司であるとは限りません。おそらくその逆です。でなければ、あなたはこの本を手にとってはいないでしょう。

この章ではうつ病になりやすい考え方についてお話しします。職場のトラブルは、わかりやすいひとつの例にすぎません。ネガティブな思い込みがもとでうつを発症する状況は、他にもまだ驚くほどたくさんあります。もう長いことうまくいっていない結婚生活もそのひとつです。

パートナーや職業についてのあなたの疑念がはたして正当なものなのか、それとも単に思い込みによるものなのか、それについては第3章でお話しします。

□「仕方ないんです。そういうふうに育てられたんですから」

カウンセリングをしているとよく耳にする言葉です。けれども、これも単なる思い込みにすぎません。もちろん、どのように育てられたかということはその人の現在の考え方や行動に影響を及ぼしています。

もしかするとあなたは、それを変えることはできないと信じ込んでいるかもしれませんね。確かに、一朝一夕にはいきませんが、間違いなく変えられます。さらに重要なのはそうするだけの価値があることです。というのも、実際には、このような思い込みは言い訳にすぎないからです。この背後にあるメッセージは次のようなものです。

わたしの中に染み込んでいる考えや行動を今さら変えようと努力する必要はない。

このような思い込みに囚われていると、脳はネガティブな子供時代の記憶をますます多く保存するようになります。その結果、親兄弟、教師、あるいはクラスメートのために人生を台無しにされたという気持ちはいっそう強くなります。いずれは元のパートナーや雇用主にまで及ぶようになるでしょう。この悪循環をさらに強化するものこそ、次のようなアドバイスです。

あなたが元気になるためには、まず自分の子供時代ときちんと向き合い、検討しなければなりません。

なぜなら、過去と決別して成長するためには、まずそれを徹底的に洗い直して検討しなければならないという考えは、間違い以外の何物でもないからです。子供時代のつらい思い出についてセラピストに50時間、いやもっと長い時間話したとしましょう。脳内で何が起こるでしょうか？

不快な思い出やつらい気持ちがさらに強くなって、絶えずそのことを考えるようになるだけです。ご両親と話をしたくなくなるかもしれません、あるいは元のパートナーに長い手紙を書いて怒りをぶちまけるかもしれません。

さて、その結果、あなたの生き方に何らかの変化が起きるでしょうか？　いいえ、何も！　経験のある人はみな、気持ちが楽にはならなかったと言っています。代わりに味わうのは怒りやあきらめです。どちらも決して望ましい感情ではありません。

とはいえ、何かに徹底的に向き合えば決別できるという考え自体は、基本的には間違ってはいません。愛する人を亡くして悲しんでいるようなときには、この行為は重要であり、役に立ちます。この章の後半でこれについて詳しくお話しします。

ただし、現時点ではこれだけを覚えておいてください――子供時代がどんなにつらく嫌なものであったとしても、ひとつだけ良いことがあります――それは、「もう過ぎたこと」だということです。

今ここであなたを悩ませている問題は、今ここでしか解決できません。そして、本書をここまで読まれたあなたは、おそらく自分で思っている以上に思考パターンが変化しているはずです。

原因２　BDNFタンパク質の不足と過剰なキヌレニン

運動が精神面でもプラスの影響を与えることはよく知られています。十分な運動は、太陽光と適切な栄養とあいまって、いわゆるＢＤＮＦタンパク質を作る決定的な要素です。ＢＤＮＦとは、脳由来神経栄養因子の略で、新しい脳細胞やシナプスの成長を促すタンパク質です。簡単に言えば、脳の主要な栄養素であり、これが多ければ多いほど、記憶力と思考力が向上します。その結果わたしたちは落ち着きや満足感、幸せを感じやすくなります。

一方、このタンパク質が少なすぎると、最初に気づくのは集中力や記憶力の低下です。かなりの間この状態が続くと、不安や抑うつ状態[5]、燃え尽き症候群、睡眠障害[6]が起きやすくなります。それだけでなく、アルツハイマー病やてんかんにもかかりやすくなります。

プエルトリコ大学の科学者は、脳内のＢＤＮＦタンパク質が蓄積されると恐怖の記憶が消えることを動物実験で示しました[7]。これについてはさらなる研究が必要であるとはいえ、研究者たちはＰＴＳＤ（心的外傷後ストレス障害）を持つ人々の治療のための大きな一歩になるだろうと考えています。

とはいえ、幸いなことにＢＤＮＦ濃度を大幅に上げることのできる方法そのものはすでにいくつもあるので、この研究の結果を待つ必要はありません。

□効果的な運動を

ベルリンに住むわたしの親しい友の母親が２０１７年初めに亡くなりました。彼女は死ぬ直前に息子に次のように言い聞かせました。

「いつまでも悲しんでいてはいけませんよ。一度きりの貴重な人生なのだから。親との別れは、遅かれ早かれ誰にでも起きることなのだからね」

愛する人を悼（いた）むことは、ごく自然な感情です。心残りなく喪に服せば、わたしたちは喪失を受け入れ、日常の仕事を以前のように続けることができます。友人は、母親の最後の願いを叶えたいと言って、わたしに次のような質問をしました。

「この悲しみをどうかもう少し早く乗り越えられないものだろうか？」

そこでわたしはＢＤＮＦタンパク質の重要性を説明し、それには十分な運動をすることだと言って、森で毎日少なくとも30分間ジョギングをするように勧めました。すると彼はすでに３日目には効果をはっきりと感じることができたのです。さらに３週間続けたあと、悲しみはかなり癒されただけでなく、一種の高揚感のようなものもありました。ところがそこへ雨が降ってきました。２０１７年の夏、北部ドイツの雨量は例年の３倍になり、ベルリンでは、なんと６週間にもわたって降り続いたのです。そこで彼はルームランナーを買って、アパートでジョギングを続けました。これにはひとついいことがありました。おかげで、お気に入りのテレビシリーズをタブレット端末で毎日見ることができたからです。

しかし、それまでと同じように長く気合いを入れて走っていたにもかかわらず、彼の気分は再び目に見えて悪化しました。母親を失った悲しみがじょじょに戻ってきたのです。なぜだろう？　森の中で走っていたときとは何が違ったのだろう？　わたしは首をひねりました。そして思ったのです。日光が必要だったのではないだろうか、と。

これを確かめるために、わたしたちは大きな昼光ランプを２つ用意してルームランナーの真正面に配置しました。少なくともこうすることで彼は前ほど落ち込むことは少なくなりましたが、かつて森で経験したような高揚感は二度と起こりませんでした。

ちょうどその頃、本書のためにＥＭＤＲ（眼球運動による脱感作と再処理療法）とウィングウェーブ（ドイツのコーチングメソッド）のメカニズムを調べていたわたしは、欠けていたピースをようやく見つけることができました。これらの療法では、目の動きが精神的な問題を解決するうえで重要な役割を果たしていたのです。

物理的な運動だけでは十分ではなく目を動かす必要もあったのかもしれないと、わたしは思いました。ルームランナーでジョギングをしているとき、彼の目は常にタブレットに向けられており、視界はかなり固定されていました。けれども自然の中を歩いていると、当然あちこち眺めることになります。

この理論が正しいかどうかを確認するために、わたしたちはいささか奇妙な実験をしました。わたしがルームランナーの前に金属のレールを作るのを見た友人はいささか驚きながらも面白がりました。１・５メートルのレールの上を小さな車に載ったタブレットが端から端まで動き続けました。これはスライダーといって、小さなカメラショットを作成するために使うものですが、それを応用したのです。こうして、走りながら身体だけでなく眼球も動くようになりました。

結果は驚くべきものでした。森を走っていたときのように、数日で気持ちが変化しました。そして、昼光ランプをどけてもこの新たな爽快感は消えなかったのです。身体の動きと組み合わせた目の動きは、脳にポジティブな影響を与える決定的な要因のひとつであることは明らかでした。

これは、アメリカの心理学者フランシス・シャピロの１９８７年の経験にも一致しています。ある日憂うつな思いで公園を散歩していたシャピロは、視線を木から木へとすばやく動かすと気持ちが軽くなることに気づきました。

その結果、シャピロは会話療法のような、すでにあった治療法に眼球運動を組み合わせて、現在世界的に認められているＥＭＤＲを開発しました。ＥＭＤＲは、特にＰＴＳＤと抑うつ症状の治療において、従来の行動療法よりもはるかに効果があることが証明されています。

眼球運動の観点を治療に取り入れながら、シャピロがなぜ身体の動きを取り入れなかったのかについては推測するしかありません。おそらくＥＭＤＲを既存のセラピーにできるだけ簡単に統合する必要があったのでしょう。セラピーは普通、閉ざされた部屋と座った状態で行われるので、目の動きだけに制限するほうがはるかに簡単です。

しかし、わたしの狙いは、ＢＤＮＦタンパク質をできるだけ早く活性化して、脳が自力でより多くの生きる喜びを生み出すために必要な素材を供給することでした。そして、身体と眼球の両方の動きの組み合わせは、これに特に適しているように思われました。

□大切なのは「設計図」

身体と眼球両方の動きが両方とも頻繁に起きるのはどのような状況だろうか、そしてそこでは毎日どの程度まで精神面に対するポジティブな影響があるのだろうかと考えていると、多くの例が頭に浮かびました。

たとえば、聖ヤコブの道を行く巡礼は、何日もの間歩き続けるために視線をさまよわせることになります。さらに日光をたっぷり浴びることでビタミンＤも補充できます。毎日のストレスを忘れて、考える時間とゆとりを得るチャンスでもあります。

しかし、このような巡礼の間にＢＤＮＦタンパク質が急激に増加して脳が再編成されれば、わたしたちは幸福になれるのでしょうか？　幸せのレシピとはそんなに簡単なものなのでしょうか？

これを確かめるために、巡礼をしたことがあり、さらに精神面でも問題のない友人や知人を訪ねました。これらの人たちとの会話は、さらに興味深い洞察につながりました。巡礼の経験について合計９人に話を聞いた結果――統計学者に言わせればこれはものの数に入らないかもしれませんが――カウンセリング中に何度も遭遇したパターンを見つけました。

９人のうち６人は、巡礼の旅を非常に重要な体験だったと考えていました。おかげで抱えていた問題を別の視点から見られるようになり、その結果物事についての評価が変わったというのです。

さらに、旅から戻ったあとは、出直すことがはるかに簡単になったといいます。印象に残ったのは、出かける前に６人全員が明確な目的を定めていたことです。ある人は仕事を辞めて本当にやりたいことを始めたいと考えていました 田舎に引っ越して家庭を持つ予定だった人もいました。６人が目指したものはそれぞれですが、全員が旅の終わりに満足のいく解決策を見つけていました。

一方、残りの３人は旅の恩恵をほとんど受けませんでした。ある女性は２日目には巡礼に出たことを後悔しました。暑すぎる、快適でない、足に水ぶくれができた……。彼女は旅を早々と中断して残りの自由時間のために高級リゾートを予約しました。

他の２人は思春期の子供たちからいっとき逃れたいと思っていました。短い休憩の効果は、3人とも数週間しか続きませんでした。加えて、彼らはこの旅で人生が豊かになったと感じていませんでした。なぜでしょうか？

可塑性の発見以来、脳において経験を保存する仕方は一定の規則に従うことが明らかになっています。たとえ、新しいシナプス接続を数多く構築するのに十分な優れた「建材」（つまり、BDNFタンパク質）があっても、それで何を建てるのかを決めるのはわたしたちの「設計図」です。

たとえすばらしい大理石を使っても、無能な建築家は無様な家しか建てられないように、脳内でどんなシナプスを接続するのかを決めるのはわたしたちなのです。インタビューした6人は、旅の目標を決めていたので、満足して巡礼から戻ってきました。他の3人にはそういう計画はなく、しばらくの間日常のストレスを逃れたかっただけでした。

これをうつ病の治療に当てはめると、こういう結論になります。うつ病を治すためにジョギングを始めたばかりの人は、それで必ずしも元気になれるとは限りません。BDNF濃度が増加することを十分に活用するために、いくつかの目標を事前に決めておくといいのです。

たとえば、うまくいっていない結婚相手や恋人に別れを告げる、やりがいのある仕事を見つける、など。今飲んでいる薬を調べて、本当に必要かどうかを確かめるのもいいでしょう。その際、セカンドオピニオンを求めることをお勧めします。

とはいえ、こういったからといってすぐに正しい解決策がわかるというわけではありません。いずれにせよ、十分なＢＤＮＦタンパク質を使えるようになってはじめて、脳は解決策を見つけることができるのです。それよりむしろ、運動によって増加するこのタンパク質を最大限に活用できるように、早い時期に方向を定めておくことのほうが大切です。

□キヌレニンは脳には毒になる

すでにお話したように、精神的なものか生化学的なものかに関係なく、ひとつの原因のみを取り除こうとすることは、うつ病のような複雑な疾患を理解する、あるいは治すには十分ではありません。ＢＤＮＦタンパク質は、あくまでも再び元気になるために必要な要素のひとつにすぎません。

もうひとつの重要な栄養素は、「ＰＧＣ－１α１」と呼ばれるタンパク質です。これも、主として筋肉を十分に動かすことによって作られます。このタンパク質は、キヌレニンと呼ばれる体内のアミノ酸を変化させてしまうので、キヌレニンは血液脳関門を通過できなくなります。

脳内のキヌレニンが多すぎると、神経細胞の機能が変化し、うつ病を引き起こします。[8]

アルツハイマー病や統合失調症でさえ、キヌレニンが多過ぎることが関係しているといいます。(9)

けれども、定期的に運動することでキヌレニンを無害にするこのタンパク質を作り出せば、これらは防ぐことができます。ちなみに、キヌレニン濃度が高すぎることと、体内の炎症には因果関係があることがわかっています。炎症がどの程度までうつの引き金となりうるのか、それについてはあとで説明します。

原因3 薬による副作用

15年前に妻は橋本病と診断されました。この自己免疫疾患は時間が経つにつれて次第に甲状腺を破壊するため、生きていくうえで重要なホルモンの多くを分泌できなくなります。初めて会ったとき、妻はすでに5年間、合成甲状腺ホルモンのサイロキシンを飲んでいました。

天気の良いある日の午後、お気に入りのビアガーデンで話をしていたとき、妻は突然口数が少なくなりました。わたしが尋ねるより早く、彼女はハンドバッグをかき回し始めました。そして小さなボトルに入った錠剤を取り出すと、ほっとしたように「大丈夫！」と言ったのです。どうやらサイロキシンを飲むのを忘れていたらしく、30分もたたないうちに、元の晴れやかさを取り戻しました。

サイロキシンは、精神障害の発生にかかわる多くの薬物のひとつにすぎません。イリノイ大学の研究によると、よく使用されている薬のうち、２００を超える薬にうつ病の副作用の可能性があるといいます[10]。

研究者の目標は、この副作用が実際にどのくらいの頻度で発生するか、また、これらの薬を単独ではなく他の薬と一緒に服用した場合に、うつ病のリスクがどれほど増加するのかを確認することです。このために彼らは10年間に約２万６０００人の患者のデータを取りました。その結果、「疑いのある薬」が同時に飲まれる数が多ければ多いほど、うつ病が頻繁に発生することが明確に示されました。

しかし、患者がこれらの薬のいくつかを同時に処方されることは珍しくありません。なんといってもどれもが非常に一般的な薬だからです――降圧薬、抗生物質、胸焼けの薬、さらに避妊薬も入ります。

高血圧、胃の不調、その他数十もある身体の不調によって心身症が引き起こされていることを考えると、何年、あるいは何十年も治癒しない患者が大勢いる理由がわかります。心理的な誘因を無視して身体の症状だけを治療すると、治癒が遅れるだけではなく、他の症状も起きてきます。なぜなら、実際には必要のない薬を処方されることが多いからです。これからごくありふれた薬について詳しく見ていきましょう。ひょっとすると、これで容疑者をいくつか特定できるかもしれませんよ。

□サイロキシン

合成甲状腺ホルモンのサイロキシンは、ドイツだけでなく世界中で最も広く使用されている5つの薬物のひとつです。[11] それにもかかわらず、甲状腺がもはや正常に機能していないことを何年間も知らないでいる患者さんが少なくありません。たとえ専門医が甲状腺に問題があると診断して薬物療法を受けたとしても、正確な用量を処方されるとは限りません。通常、甲状腺専門医は、2～3カ月に一度甲状腺ホルモンの適切な用量、および服用の仕方を確認します。ただし、実際の必要量は、日常生活のストレスの度合いによっても大きく変わります。

これは車の燃費と比較するとわかりやすいでしょう。高速道路を時速100㎞で走ると、一般道路を時速50㎞で走るときと比べて、ガソリンの消費量は倍近くになります。甲状腺ホルモンも同じです。ストレスが多いほど、精神的バランスに必要な（そして消費する）ホルモンは多くなります。

けれども、投薬量を決めるときに常に実際の必要量が反映されているのでしょうか？

たとえば、休暇の直後に医師のところへ行って血球数を調べてもらうと、誤って判断される可能性が非常に高くなります。休暇でリラックスしているときは、ストレスのあるときよりもホルモンの必要量が少ないからです。

したがって、それまでの過ごし方について医師がたまたまあなたに尋ねない限り、医師は1日の用量を下方修正します。サイロキシンを取り過ぎていると思うからです。ところが、そのあとで仕事に戻ると、時間が経つにつれて次第にホルモン欠乏症になってしまいます。この誤りに気づくのが遅れると、気分はますます沈み、悪くするとうつの症状が現れます。

甲状腺ホルモンの用量を決める前に異常に疲れる日が続いた場合は、この逆で、医師は用量を増やします。けれどもこの結果だけで、これからの用量を増やすことは意味がないだけでなく、非常に危険です。これでは、いわば絶えず全速力で疾走していることになり、ほとんど休むことができず、眠りも浅くなるでしょう。遅かれ早かれ燃え尽き症候群になるといっても言い過ぎではありません。

合成ホルモンよりも身体に合うからといって、妻は今では天然の甲状腺ホルモンに替えています（訳注・日本では合成のチラーヂンのみ）。また、日々の活動量に応じて飲む量を調節しています。最初に医師に勧められた服用時間も変更した結果、以前よりずっと元気になりました。

ただし、自己流は危険です。何かを変えたいと思ったら、必ずしかるべき専門家に相談してください。

□降圧薬

β遮断薬とカルシウム拮抗薬はどちらも血圧を下げる薬で、世界できわめて多く処方されています。残念ながら、これらの薬物はうつ病を発症する可能性を倍増させます。グラスゴー大学ではサンドシュ・パドマナブハン医師の指示のもとで、5年間にわたって14万人を超える患者を調べて降圧薬の副作用を明らかにしました。[12] けれども、この副作用が入院治療を必要とするほど強くなるのは服用し始めてから平均して2〜3年かかるので、患者も医師もその関係になかなか気がつきません。

ですからわたしのアドバイスはこうです。もしあなたがβ遮断薬やカルシウム拮抗薬を長期間服用していて、この薬のために気持ちが不安定になったと感じたら、医師に相談してください。

たとえば、ACE阻害薬のような薬に替えることができるかもしれません。向精神薬を使うのはあくまでも最終手段にすべきです。抗うつ薬もまた重篤な副作用があることで知られているのですから。さらに薬物を増やして心理的な不調がひどくならないうちに、それが薬由来かどうか、確かめてください。

□抗うつ薬

ヨーロッパ人の８％、アメリカ人の10％が定期的に抗うつ薬を服用しています。ただし、ＳＳＲＩ（選択的セロトニン再取り込み阻害薬）を子供や青年に使用するのは要注意です。それには、非常に重大な理由があります。自殺するリスクが増加するのです。[13]

それにもかかわらず、製薬会社はその事実を隠し続けたため、[14]英国のグラクソ・スミスクライン社は、２０１２年に30億ドルの罰金を宣告されました。自社に不利になるからと、２つの抗うつ薬をはじめ、糖尿病および喘息薬の検査の結果を公表しなかったからです。これは決して特別なケースではありません。すでに有罪判決を受けた世界中のさまざまな製薬会社が支払わなければならない罰金の合計額は、過去20年間だけで３００億ドルを超えています。

ハーバード大学医学部の研究は非常に気になります。[15]これによると、米国のすべての若い医師の29％弱がうつ病または少なくとも抑うつ症状を訴えているといいます。向精神薬を簡単に手に入れることのできる立場の人たちに平均的なアメリカ人よりも３倍もの確率でうつの症状があるということで、この薬が身体に及ぼす作用がわかります。

しかし、このことは多くの医師にとって深刻な問題です。しばしば自分も闘わねばならないうえに、患者や自分を治療するための選択肢が足りないのですから。うつ病、燃え尽き症候群、または不安障害に抗うつ薬を処方しないとしたら、医師たちの多くはこう言わざるを得ないでしょう。

「申し訳ありませんが、これ以上どうにもできません」

しかし、これは彼らが教育されてきた医師としての在り方（セルフイメージ）とはまったく一致しません。だからといって、医師を非難しているのではありません。彼らも患者をどうにかして助けたいと思っています。けれども目の前にあるものを処方することしかできないのです。抗うつ薬、および双極性障害で使用されるリチウムがいまだに使われているのは、それらが特に優れているからではなく、替わるものがないためです。

抗うつ薬（またはリチウム）が脳内でどのように働くのかはまだ正確にはわかっていません。ということは、素人がテレビを扱っているようなものなのです。画像がちらつき始めたら叩く。すると、運が良ければ再び映り、見続けることができる。叩くこと（つまり、抗うつ薬を飲むこと）がどんな効果があるのかは正確にはわからないまま、他に手段がないように思って、叩き続けるのです。

そんなことをしてもテレビは直らないこと、そして叩くたびに損傷のリスクが高まること、これは誰もが承知しているべきです。

□ホルモン補充療法

できるだけ長く健康でいることは常に人類の夢でした。しかし、年をとるにつれて誰でもある種のホルモンが不足してきます。したがって、ドイツでは約10人にひとりの女性が、閉経期になるとホルモン剤を使用しています。ただし、このホルモン補充療法はいまだに物議をかもしています[16]。一方、議論の余地のないのは副作用があることです。たとえば、プロゲステロンは、疲労やめまい、頭痛、気分の落ち込みにつながります。アルコールとの無視できない相互作用もあります。ホルモン剤を飲む前後2時間以内にグラスワインを飲むと、まるで一瓶空(から)にしたかのように朦朧としたりめまいを感じたりすることがあります。

エストロゲンもさまざまな副作用があることがわかっています。これらには、吐き気、脚の痙攣、体重増加（特に身体の中央付近）、胸の痛み、頭痛、そしてもちろんうつ病が含まれます。

合成甲状腺ホルモンの他に降圧薬を飲んでいてさらにホルモン補充療法をしている人が抑うつ気分を抱えている場合は、注意が必要です。このうつが薬に起因しているかもしれないからです。そんなとき、抗うつ薬を服用することは、火に油を注ぐことに他なりません。

男女を問わず、わたしたちの幸福がホルモンによって大きく影響されることは、激しい恋をしたり、恋に悩んだりしたことがある人なら誰でも知っているでしょう。しかし、若いときだけでなく、高齢になっても、ホルモンのバランスがとれていることは、幸せでエネルギッシュな人生の基本的な要件です。

そして、薬を使わずに快適な日々を送るためには、十分な運動と適切な食事療法にまさるものはありません。このテーマについてはあとで説明します。

□避妊薬

ホルモンは避妊薬にも使われています。そこに配合されているホルモンの数は薬によって違います。その中でも特に、プロゲストーゲン（一般名「レボノルゲストレル」）は、うつになる作用で知られています。[17] この薬は新しいピルやホルモン付加型避妊リング、緊急避妊薬をはじめ、ホルモン補充療法にも使用されています。

現在では欧州医薬品庁（ＥＭＡ）でさえ、ホルモン避妊薬を提供している会社に、うつ病の可能性のある副作用および自殺のリスクの増加をパッケージに記すよう命じています。決定的なきっかけになったのは、２０１７年にコペンハーゲン大学病院によって発表された研究結果でした。[18] 約47万５０００人の女性のデータに基き、「ホルモン避妊薬は女性の自殺未遂のリスクを2倍にする」という結論が出たのです。

それどころか、うつ病により実際に自殺するリスクは、これらの薬を使用しなかった女性よりも3倍も高かったのです。

同じようにうつを引き起こすかもしれない別の薬を一緒に飲むと、うつのリスクがいっそう高まるので、試しにホルモン避妊薬を少なくとも6週間飲まずに過ごして、気分の変化を観察してみることをお勧めします。

さらに、他の薬についても、より安全な代替薬があるかどうか医師に相談しましょう。相手がこれを面倒がるようだったら、ためらわずに別の医師を探してください。さまざまな薬物の相互作用を十分に理解しており、患者のために時間をかけて適切な薬を見つけてくれる医師だけが信頼できます。

Lさんの場合

２０１８年2月にカウンセリングルームにやってきたLさんは「不安で眠れない」という悩みを抱えていました。Lさんは36歳の専業主婦で5歳と2歳の息子がいます。

夫は仕事が忙しく、Lさんは家事と育児をひとりでこなしていましたが、最大の恐れは、まもなく子育てがきちんとできなくなるのではないかということでした。すでに1年以上前から反復性うつの症状があったからです。

最初に処方された2つの抗うつ薬は体重が増えただけでまったく効果がなかったため、すでに3番目の薬を飲んでいました。1回目のカウンセリングで、Lさんから聞いたのは次のような話です。

初めての子は心臓に欠陥を持って生まれました。最初の1年は家よりも病院で過ごした時間の方が長かったのです。この頃血圧が高くなったので、かかりつけの医師の助言でβ遮断薬を飲み始め、その後もずっと飲み続けています。次男は健康に生まれました。夫婦で相談した結果、今後は子供を作らないことにして、ホルモン付加型避妊リングを使い始めたところ、1カ月後に最初のうつ症状が起きました。

わたしはLさんに、うつ病を引き起こす可能性のある薬を3つ飲んでいることを伝えました。ひとつ目はβ遮断薬です。これは子供の病状がとても心配な時期に処方されていましたが、幸いなことにその心配はなくなったので、最初にこの薬をチェックするように勧めました。減らすか中止できるかを医師に確認する必要があります。医師の承認があったので、Lさんは3カ月かけて薬をやめました。その後の検査でもこの薬なしで大丈夫なことがわかりました。

それと並行して3番目の抗うつ薬も中止しました。これも効果がなかったためです。このときも4週間ごとに半分に減らしていって、12週間かけて完全にやめました。この間、抑うつ気分は著しく弱まり、睡眠もじょじょに改善しましたが、それでもまだ完全に満足な状態ではありませんでした。それで、ホルモン付加型避妊リングをやめたところ、うつ症状は2週間後に消えました。

ポリファーマシー、つまり「害のある多剤服用」に対して批判的な医療専門家は増える一方です。ここから生じるかもしれない相互作用は、うつ病だけではありません。他の多くの不調にも関連しています。

とはいえ、こうなってしまうのは、あなたがかかっている医師のせいではありません。今日まで、ドイツでは病院、一般開業医、専門家が処方箋を入力できる公式の投薬プラットフォームはひとつもありません。医師の処方箋は薬局のクリアリングハウス（情報センター）に消えていき、個人の処方箋はそのまま患者に戻されます。したがって、いつどの薬を服用しているかについてすべてを医師が知ることはほとんど不可能です。だからこそ、きちんと状況を把握して自分から医師に知らせることが重要です（訳注・日本では「お薬手帳」が普及しています。どのような薬をどのくらいの期間使用しているかを異なる医療機関にかかっていても医師や薬剤師などの医療関係者が確認できるようになっています。アプリなどでも管理できるので通院の際には持っていきましょう）。

□胃薬

胃はわたしたちが正しい道にいるのか、それとも心の声の警告を無視しているのかを判断する上で最も重要な測定器です。過度のストレスは胃の不調を招くことはどなたもご存じでしょう。けれども、せっかく胃が警告しているのに、胃薬を使って黙らせて次のようなことを続ける人は大勢います。

- 不健康な喫煙や飲酒、食事を改めない。
- 賞賛も評価もされないのに残業を続ける。
- 見向きもしてくれないパートナーに愛情を持ち続ける。
- 感謝されないのに辛抱強く親の世話をする。
- すべてに責任を感じているが、まわりは少しも気づいていない。

こんなことを続けるより、どうしてこうなったのかを考えるほうが賢明ではないでしょうか？　いずれにせよ、胃の薬は、燃え尽き症候群やうつ病を抱える多くの人々にとって解決にはなりません。それどころか、オメプラゾールまたはパントプラゾールを定期的に飲んでいると、ビタミンB12欠乏症を引き起こす危険が指摘されています。[19]

その結果、疲労、貧血、手足の冷え、集中力の不足、認知症や精神障害に対する感受性の増加などが起こります。ビタミンは脳内のネットワークの発達と保護にも重要な役割を果たすため、B12欠乏症が持続するとうつ病のリスクが生じるのは言うまでもありません。

しかし、製薬会社がこの危険性をきちんと示すことはおそらくないでしょう。なんといっても、このような薬によって世界中で年間２６０億ユーロもの売上高を手にしており、それは今後もさらに増えていくと考えられているからです。

□喘息の薬

喘息の薬をはじめとして、他の多くの類似薬品に使用されている作用物質モンテルカストにも同じようにうつ病との関連が指摘されています。２０１７年に発表された調査によると、とりわけ子供たちが服用する場合には悪夢だけでなく、攻撃的な行動にもつながるといいます[20]。

他の副作用には、たとえば不安、睡眠障害、幻覚、自殺とめまいなども報告されています。モンテルカストは血液脳関門を通過しやすいため、これは驚くべきことではありません。血液と神経組織の間のこの重要な障壁は、有害な物質が脳に入らないように保護するバリア機能ですから、「お呼びでない」物質が浸透すると、良くない影響があります。

□抗生物質

抗生物質は災いでもあり、祝福でもあります。多くの危険な病気からわたしたちを救ってくれる反面、副作用も多いからです。抗生物質は腸内フローラを損傷し、吐き気や頭痛を引き起こし、精神にも悪影響を与える可能性があります。

フルオロキノロン系抗生物質に対して専門家は長い間警告してきました。[21] ノルフロキサシン、シプロフロキサシン、モキシフロキサシン、またはレボフロキサシンは、数錠飲んだだけで不安やパニック発作だけでなく、さまざまな身体的問題を引き起こすかもしれないからです。

これらの副作用は、薬物療法を中止したあとも数カ月続くことがあり、特にうつ病は、このようにして生じた不安障害から長期にわたってじわじわと発症するおそれがあります。他に方法がないときにのみ抗生物質を使うことが大切で、ちょっとした病気に対して使うのは危険です。

□コルチゾン

コルチゾンは今日の病院で不可欠なものです。その抗炎症作用は、特にリウマチ、呼吸困難、アレルギー性皮膚反応のある患者に高く評価されていますが、多量に、あるいは長期にわたって服用すると、高血圧をはじめ、糖尿病、骨粗しょう症、精神病、躁病、健忘失語症、うつ病など、さまざまな疾患に良くない影響を及ぼす可能性があるとされています。[22]

ですから、症状の治療だけでなく、身体の不調の原因を探すことも大切です。しばらく前にみた若い患者さんの例をお話しましょう。その女性は抑うつ状態に加えて、悪性の神経性皮膚炎にもかかっていました。最初のカウンセリングで次のような話を聞きました。

うつの症状が出たのは、神経性皮膚炎のコルチゾン療法を開始してから約２週間後でした。皮膚病が発症したのは、２年前で、論文を書いているときです。そのときは友達と過ごす時間やスポーツをあきらめていただけでなく、バランスの取れた食事もなかなかとれなかったとのことでした。人生の楽しみの大部分が失われていたのです。

現在は定期的にスポーツをしており、友達とも多くの時間を過ごしていますが、栄養のほうは以前としてバランスが悪いといいます。論文を書いていたとき以来、チョコレートバーやソフトドリンクなど、甘いものが欠かせなくなったのです。

そこでコルチゾンと砂糖の副作用について説明したあと、試しに4週間砂糖を避けるように勧めました。まずそれで様子を見ることにしたのです。

次にその人に会ったとき、あやうく見違えそうでした。目に見えて体重が減ったうえに、皮膚炎もわずかに残っているだけで、気分も大幅に良くなっていたのです。

その次に、コルチゾンをやめると、さらに気分が改善しました、それ以来ほぼ1年たちますが、彼女はごくまれにしか砂糖を使ったものを食べていません。

ちなみに、うつ病のほうは、コルチゾンをやめてから10週間で完全になくなり、しつこく残っていた神経性皮膚炎も消えました。

□てんかんの薬

てんかんを患う人は、抑うつの症状を発症する可能性が最大で80％高くなります。[23] これが病気のせいなのか、薬に関係があるのかはまだ完全にはわかっていません。

少なくともドイツ、オーストリア、スイスで「サブリル」の名で販売されているビガバトリンとトピラマート（商品名トピラマックス）についていえば、ありうる副作用としてうつ病が挙げられています。

トピラマートは片頭痛に対しても用いられるので、いずれにしても代替薬に切り替えることをお勧めします。特にあなたが他にも薬を飲んでいるなら、ぜひ専門家に副作用と相互作用をチェックしてもらってください。かつての患者さんたちから、薬をたった一度替えただけで具合が良くなったという知らせが続々と来ています。あなたもこの機会を逃してはなりません。

□その他の薬

すでに述べたものの他にも、うつを引き起こす可能性のある薬はたくさんあります。中でも気をつけなければいけないのは――

- 食欲抑制剤
- 片頭痛薬
- コレステロールを下げる薬
- 肝炎治療薬
- 抗マラリア薬
- ホルモン脱毛治療薬

- 禁煙薬
- にきびの薬

数え上げると200を超してしまうのでここではそのごく一部を示しました。何より大切なのは、うつというものが薬の副作用として起きることがきわめて多いこと、そして、それらの薬のネガティブな影響は同時に服用すればさらに大きくなるという事実をよく理解して、それに対する感覚を身につけることです。

全体像をつかむためには、面倒でもそれぞれの添付文書を見るほかありません。ただし、心気症の傾向がある人は、この作業を他の人に任せたほうが良いでしょう。心気症は、ある種の副作用に関する項を読むだけで発症することもあるからです。

□血液脳関門をめぐる問題

血液脳関門を通過できる物質はかなりの数があります。これらの物質には、酸素や二酸化炭素などのガスの他に、ストレスや性ホルモンも含まれます。砂糖（グルコース）、ニコチンやアルコール、コカインなどの中毒性の物質、睡眠薬、鎮静剤などもこのバリアを通過して、脳に直接に働きかけます。

ければ、天然および合成物質の大部分は通過できません。それには十分な理由があります。これらが通過するとすぐにわたしたちは心と身体の両方に打撃を受けます。したがって、血液脳関門を通過できる薬剤に、重度の精神的な副作用が多くみられるのは偶然ではないとわたしは考えています。

それにもかかわらず、通常通過できない作用物質を脳に取り込む方法を見つけようとしている研究者は世界中で増え続けています。脳腫瘍やアルツハイマーのような病気を治したいというのがその理由です。

ただし、こういう発見もあります。南カリフォルニア大学の研究チームは、血液脳関門が高齢になるほど浸透しやすくなることを実証しました。[24]そして、これが認知症の発症の主要な原因だと想定しています。この観点から考えると、しゃにむにこのバリアを克服しようとするのではなく、脳の自然な保護シールドを強化するほうが理にかなっているかもしれません。

進化が血液脳関門のようなものを作り出したのにはそれだけの理由があるとわたしは信じています。人間の脳の構造はわたしたちが知っている中で最も複雑です。

それがどのように機能するかについては、知っていることより知らないことのほうがはるかに多いのです。脳に関するわたしたちの現在の知識レベルは、手斧で精密時計を修理しようとする石器時代の人間のようなものです。つまり、ためになるより害を及ぼす可能性のほうがはるかに高いのです。脳が求めていない物質を入れようとする努力も、これと同じようなものではないかという気がします。

原因4 未検出の食物不耐性

それはグルテンのせいです！ それともラクトース（乳糖）？ いずれにしても精製された砂糖、白い毒のせいですよ。あるいはフルクタンのせい？ つまりグルテンは無害ってことですか？

もう長いこと新聞や雑誌には、食べてはいけないものと食べるべきものについての記事があふれています。今や「身体にいい食品」は、さまざまな栄養学校の支持者が信仰のために戦う宗教のようなものになりつつあります。

一方、食品業界はせっせとスーパーの棚の列をシュガーフリー、グルテンフリー、ラクトースフリー製品でいっぱいにしています。結局のところ、何でもいいのです。トレンドで儲けることができるのですから。大事なのは素速く対応することだけ。

これに関する研究は数多くありますが、利害が関わっていることがとても多いのです。

たとえば「グルテンフリーの食事が健康だと証明できればお金を払います」といった具合です。たとえ紐付きでない研究に資金が提供されても、その成果が広く知られることは滅多にありません。これには、綿密に練られた広報活動が必要ですが、たとえば大学の場合はそのためのお金も人手もありません。

メディアやＳＮＳで優先的に配信されるのは広告費が使える研究です。それはまた食品業界や大手製薬会社が出資しているものでもあります。

ですから、わたしたちが食物不耐性検査をしようと思ったら、医師のところへ行くしかありません。しかし、ここでも業界は大学や役所よりもはるかに早く手をまわしています。栄養ガイドラインを修正するかどうか、またどのように修正するかについて大学や役所がまだ議論をしているうちに、薬局やネットショップでは、あらゆる種類の食物不耐性に対する検査キットを売り出しています。

しかし、考えてみてください。食物不耐症を正しく診断するのは医師にとっても容易ではないのに、そういう検査キットはいったいどの程度信頼できるのでしょうか？　食品や医薬品、栄養補助食品の間で起こり得る相互作用は非常に複雑であることが多く、長年の実務経験を持つ専門医でなければ診断は難しいのです。

「ドイツ薬剤師新聞」でさえ、２０１７年にこのタイプの自己診断はあまり意味がないと認める記事を掲載せざるを得ませんでした。[25] この新聞の読者はそういう検査によって利益を得ている人たちなのにもかかわらず。

たとえば、グルテン不耐症だと確実に診断するには、十二指腸から組織を取らなければなりません。でも、これは十分理解できることですが、多くの人々は、胃や腸の検査をしたがりません。すでにある程度うつ症状が進んでいれば、その傾向はさらに強くなります。

それでは、うつの原因が食物不耐性なのかどうかを知るにはどうしたらいいでしょうか？　最初のステップとして、疑わしい物質をまったく食べずに2週間暮らしてみることをお勧めします。その間に起きた異変に注意してください。毎日の便通をはじめ、気分がいいか、よく眠れたかなどを観察します。

ポジティブな変化がなかったら、この食品を再び食べてかまいません。元の食事に戻したあとさらに1週間様子を見て、問題ないようなら次のテストをはじめます。その時に特に注意が必要なのは、食後60分から90分までのおなかの調子です。

最初の2週間で大幅な改善が見られた場合は、その食品を引き続き避けて、その他怪しいと思われるものを順にテストしていきます。こうすれば相互作用を安全に除外できます。

それでは、特に頻繁に精神的な問題を引き起こす可能性のある物質を、これからひとつひとつ見ていきましょう。

□悪者はグルテン、それともフルクタン？

グルテンは天然のタンパク質で、主に小麦に含まれていますが、オート麦、ライ麦、スペルト小麦にも含まれています。

グルテン不耐症の医学用語は「セリアック病」といい、欧米人の約１００人にひとりがかかっています。この人たちはグルテンを含む製品を食べたあと、腹部膨満感や腹痛、下痢を起こします。しかし、身体だけでなく、精神面でもこのタンパク質に反応することがあります。

たとえば、２０１３年の調査では、グルテンの消費と抑うつ気分の発生には直接的な関連があることが示されています。[26] これは本物のセリアック病になってからではなく、グルテン不耐症のかなり穏やかな症状においてすでにみられます。

このこともまた、わたしたちの長年の経験に合致します。グルテンを含む食品を退けただけで、たった数週間のうちに抑うつ症状がすっかり消えた患者さんが何人もいるからです。しかし、これらの人々がまたグルテンを含むパンを食べたら元に戻ってしまうでしょう。

残念ながら、医師によるグルテン不耐症検査でさえ、効果があるのは実際にセリアック病にかかっている場合だけです。軽症の場合はわからないことが珍しくありません。

ノルウェーの研究者たちは、グルテン不耐症だとばかり思っていた多くの人々が実際にはまったく異なる物質に対して似たような反応を示すことを発見しました。[27]この物質とは、多くの小麦製品に含まれているフルクタンのことです。

フルクタンは、短いフルクトース分子鎖からなる一連の糖の総称です。特にタマネギ、ニンニク、アーティチョーク、タンポポ、エルサレムアーティチョーク、サルシファイ、パースニップ、チコリには、フルクタンが豊富に含まれています。

グルテン不耐症同様、フルクタン不耐症は腸の不調という形で現れます。しかし、本当に衝撃的なのはこの先です——腹痛や腹部膨満感、または下痢に悩む人々は、腸をきれいにするためにプロバイオティクス薬を使おうとします。このプロバイオティクス効果は、多くの場合イヌリンがもとになっています。しかし、イヌリンはフルクタンの一種です。フルクタンが合わず、プロバイオティクスで症状を緩和しようとするのは、悪魔が悪魔を追い出そうとするようなものです。

ちなみに、イヌリンは医薬品としてだけでなく、プロバイオティクスとして宣伝されているヨーグルトや特別なスポーツドリンクなど、多くの製品にも使用されています。

数週間断ってみる

グルテンであろうとフルクタンであろうと、かなり長い間胃腸の具合が悪いようなら、うつの原因が単に食物不耐性だということはありえます。それを確かめるためには、２週間はフルクタンを控え、必要に応じてさらに２週間グルテンを控える必要があります。

実際に不耐性がある場合、少なくとも胃腸の調子はよくなります。その場合は、新しい食事法を少なくとも４週間維持して、どの程度心理的な変化があるかを確認してください。

いつ、どのように良い影響があるかについては、言うまでもなく不耐性の期間および慢性の炎症、あるいは特定の薬を服用しているかどうかなど、他の要因がかかわってきます。単にフルクタンやグルテンを控えただけで、抑うつ症状が軽くなったり、完全に消えたりする人もいます。けれども他の要因が関わっている場合は、はじめのうちはプラスの効果は体調にしか現れないかもしれません。

そのような場合は、すでに手に入れた体調の良さをしっかり認識していることが特に重要です。たとえ最初のステップで肉体的な不調しか改善されなかったとしても、いずれすべてがどのように関係しているのかがわかるからです。

たとえば、胃腸が正常に働いてはじめて、心身を健康に保つ栄養素をとることができます。そのため、たとえ身体レベルで改善されただけであっても、ぜひ新しい食事法を続けてください。そうすればさらなる原因を見つけ出すのはずっと簡単になります。

□糖分——女性より男性のほうが危険

女性は男性よりずっと頻繁にうつ病を発症します。それは不思議ではありません。すでにお話ししたうつに関連のある薬を飲んでいるのは女性のほうが多いからです。このことは、避妊薬や更年期のホルモン剤の他に、合成甲状腺ホルモンのサイロキシンにもあてはまります。

そのかわりに女性のほうが少なくとも男性よりは砂糖の影響を受けにくいことが、ドイツの栄養学者アニカ・クヌッペルが率いるロンドン大学による調査でわかっています。[28]それによれば、1日に67gを超える砂糖をとる男性は、その半分しかとらない男性より5年以内にうつ病を発症する確率が23%も高くなるといいます。

驚いたことに、女性ではそのような現象は見られませんでした。そうは言っても、女性も糖分をとりすぎないように注意すべきなのはもちろんです。蜂蜜やフルクトース（果糖）など、健康に良いとされている糖分でもとりすぎれば害になります。

カリフォルニア大学の研究によると、フルクトースをとりすぎると神経細胞とシナプスの新しい形成のために活性化されるタンパク質が減少し、[29]ついには行動を司る脳の部分が縮んでしまうといいます。そのため、無気力になるだけでなく、長い間には頭の働きが鈍くなります。

　しかし、良い情報もあります。オメガ-3脂肪酸が豊富な食品は、フルクトースの悪影響を大幅に中和できるのです。亜麻仁油、クルミ油、菜種油などの油のほか、サーモン、マグロ、サバ、ニシンなどの脂肪を多く含む魚も、オメガ-3脂肪酸を豊富に含みます。また、放し飼いの卵、アボカド、ほうれん草、カボチャ、牧草牛もお勧めです。

「隠れ砂糖」にご用心

　バランスの取れた食事が健康にとって非常に重要であることは言うまでもありません。しかし、今日売られているさまざまな既製食品の成分を把握することは、容易ではありません。糖は、スクロース、デキストロース、グルコース、マルトース、スイートホエイパウダー、リュウゼツランシロップ、フルクトース、ラクトースなど、一見無害に思える用語の背後に隠されていることが多いためです。

　最後の２つ、フルクトースとラクトースについて説明する前に、いくつかの重要なヒントを記しておきます。

　これからは買い物をするときには常に「細かい字」を読んでください。知らず知らずのうちに思っているよりもずっと多くの糖分をとっている可能性があるからです。たとえば――

●ロートコール（紫キャベツの蒸し煮（700mlコップで77g）
●ニシンサラダ（200gで16g）
●ケチャップ（500mlで130g）
●スムージー（250mlで最大35g）
●フルーツバターミルク（500gで最大60g）
●甘いスパークリングワイン（小瓶で22g）
●調理済みのサラダ（400gで最大50グラム）

ささやかな実験

しばらくの間、抑うつ気分になっていた友人がいます。彼が糖分をたくさん摂るのを知っていたので、説得して小さな実験をしました。チョコレートバー、ジャム、コーラなどを2週間避け、さらに通常の食事でどれだけ先に挙げたような隠れ砂糖を摂っていたかを記録したのです。すると1日になんと114gも摂っていたことがわかりました。

ショックを受けた友人は自分で実験を続け、さらに2週間、甘いもののほかに食品の隠れ砂糖も控えました。そして、この間に観察された変化を注意深く書き留めた結果、非常に驚くべき発見をしたのです。

1　最初の３日間は、まさに禁断症状を経験した。機嫌が悪く、いらいらしていた。甘いものが食べたくて仕方ない。だが４日目になるとこれらの症状はすべて跡形もなく消え、そのまま戻らなかった。

2　大幅に体重が減った。糖分を断った他は何もしていなかったにもかかわらず、４週間で６・８kgも減った。それまでどんなダイエットも失敗に終わっていたので、大いにやる気になった。

3　数日後、眠りが深くなり、朝はさやわかに目が覚めた。

4　慢性的につまっていた鼻がこの数カ月ではじめて通り、鼻スプレーなしで寝ることができた。

5　ほんの数日で味覚が変わった。前よりも味がはっきりわかるようになったので、塩とスパイスを減らした。

6 最も驚くべき変化は、精神状態に関するものだった。4週間の実験期間の最後に、それまでよりもずっと幸せな気分になった。

というわけで、友人は新しい食事療法を続けることにしました。2018年2月6日のことです。年の終わりには27kg以上体重が減り、慢性副鼻腔炎も良くなったばかりか、抑うつ症状は二度と現れませんでした。

身体と心は使い方次第

使い方によって脳が変化するだけでなく、舌と口蓋（こうがい）も同じように変化します。口腔粘膜にある約1万個の味蕾（みらい）は、10～14日ごとに更新されます。このプロセスは、わたしたちが食べる物に大きく影響されます。個々の味蕾の感受性が変化するだけでなく、特定の味に対する欲求もわたしたちがどんな料理を食べるかによって変わります。

この変化は味覚だけでなく、食欲や特定の物質への欲求を制御する脳の領域にも影響を与えます。ある食べ物がどうしても食べたくなったからといって、わたしたちの身体がその成分を緊急に必要としているとは限りません。むしろ、単にその食べ物をよく食べているからということのほうが多いのです。残念ながら、それが健康に良いかそうでないかは別です。

何かあるものをたくさん食べたり飲んだりするほど、わたしたちはそれを欲するようになります。２０１６年のドイツの一人当たりの砂糖消費量が年間約35kgもあるのは、そのせいかもしれません。これは1日あたり平均96g、つまり、世界保健機関（ＷＨＯ）が無害と見なしている値のほぼ4倍です（訳注・ドイツ人のケーキ好きは有名。ちなみに日本人の同年の消費量は16・６g）。

砂糖をやめた日々はとても快適なので、砂糖不足のおかげで「甘い生活」を楽しむことができますよ。

「オール・オア・ナッシング」は良くない

たとえすぐに徹底的に食生活を変えることができなくても、いらつかないでください。いろいろ組み合わせてみればいいのです。「オール・オア・ナッシング」はいけません。うつ病と燃え尽き症候群は、ともに複数の要因がからみあって引き起こされることが多いので、多元的に、すなわち多くの小さなステップを組み合わせて乗り越えることができても不思議ではありません。

また、誰もが先に述べた友人のように迅速に変われるわけではないことも承知しておいてください。妻とわたしもこれまでのところ、二度砂糖を断とうとしましたができませんでした。それでも、新鮮な魚やアボカド、放し飼いの鶏卵、クルミになどよってオメガ-3脂肪酸を摂ることは続けています。その際、わたしたちに起きた驚くべき効果については、新しい家族に感謝しなければなりません。

□オメガ-3脂肪酸の秘密

2018年4月に家族が増えました。生後3カ月半のボーダーコリーがやってきたのです。スヌーピーと名付けたその犬は、とても柔らかなつやのある毛並みをしていました。しかし、数週間後、スヌーピーの毛がごわごわしてきたのです。

ペットショップのオーナーのアドバイスで、わたしたちは毎日オメガ-3脂肪酸が豊富なオイルを小さじ1杯餌に混ぜました。このおかげでスヌーピーの毛は、わずか1週間で以前と同じようにつやつやして柔らかくなったのです。

それからずっとさまざまな高品質のオイルを与えてきました。成犬になった今でも、スヌーピーの毛は信じられないほど柔らかく、さらさらしています。また、この品種では珍しく、抜け毛がほとんどありません。

この本のための研究を始めるまで、わたしはオメガ-3脂肪酸の宣伝文句を疑っていました。科学的な根拠のない「奇跡的な治療法」が派手に宣伝されるのは今に始まったことではないからです。

しかし、1日に小さじ1杯のオイルがスヌーピーに良い影響を与えたのを見て興味を持ったわたしは、オイル専門店に行って、さまざまなオイルを試飲した結果、カメリナ油で実験することにしました。

数日経ったあと、最初の変化に気づきました。思った通り髪の毛はつやが良くなり扱いやすくなりました。しかし、もっと驚いたのは心理的な影響です。わたしは普段午後7時以降はメールの返事をしないことにしています。集中力と視力の両方が急速に低下するからです。しかし、今はどちらも問題がなくなりました。1年前に別の魚油（フィッシュオイル）カプセルを試したときには効果がなかったので、これは非常に驚くべきことでした。

□乳糖（ラクトース）と果糖（フルクトース）――「乳と蜜の流れる場所」

聖書では豊かで充実した「約束の地」である「乳と蜜の流れる場所」は、今ではいわばうつになることを約束する所です。蜂蜜の大部分は果糖だからです。現代で果糖の消化がうまくいかない人は3人にひとりです。これを「果糖吸収不全」といいます。[30]

世界の成人人口の約75%は乳糖が消化できないとのことです。この乳糖不耐症が特に多いのは、アフリカ人とアジア人です。[31] 該当する4人のうち3人は、「果糖吸収不全」

でもあります。こういう複数の不耐性がうつ病を発症する可能性を大幅に高めることは研究でも明らかになっています。[32]

残念ながら、何年もの間自分の不耐性に気づいていない人は大勢います。必ずしも苦痛が深刻ではないために行動を起こすに至らなかったからです。すでにうつに苦しんでいる場合は、きちんと検査して不耐性があるかどうか調べることをお勧めします。

□アルコール

アルコール消費量の点では、ドイツは世界で上から3分の1にランクされており、消費量の多い国です。２０１５年には平均９・６リットルの純アルコールを飲んだことになっていますが、ここには子供を含むすべての人が含まれるので、それを考慮するとドイツ人は平均14・６リットルのアルコールを飲んでいるといいます。[33]

アルコールと「鶏と卵」問題

長い間、人々が酒を飲む主な理由は、悲しみや不満を忘れたいからだと考えられていました。まず抑うつ気分があり、次に一種の自己療法としてアルコールと思われていたのですが、今は逆ではないかという考えがあります。つまり、定期的にアルコールを飲むほど、うつになる頻度が高くなるというのです。[34] したがって、アルコールを断つことは、うつとの闘いの重要な鍵となります。

はっきりしているのは、うつ状態はアルコールを飲まない人のほうが早く克服できるということです。もちろん、これは言うほど簡単ではありません。特にすでにアルコール依存症にかかっている場合はなおさらです。けれどもまだそこまではいっていないのなら、数週間断酒すれば奇跡のような効果があります。

□ひとまずのまとめ

ここまで読んでこられたあなたは多分こんなふうに考えているでしょう。

何から何までこの通りにしたら食べるものも飲むものもなくなる！

いいえ、そんなことはありません。妻とわたしは「パレートの法則」を守っています。これは、主にビジネスコーチングで使用されますが、「80対20の法則」とも呼ばれており、「２割の要素が、全体の８割を生み出している」というものです。

この法則はマイナスの影響にも適用できます。間違った食事の20％はトラブルの80％

の原因になるのです。したがって、主な原因になっている20%を特定したら、比較的簡単に大きな成果を得ることができます。

太りすぎの友人が砂糖をあきらめるだけで心身ともに元気になったように、人によっては、アルコールやグルテン、フルクタンをやめるだけで決定的な変化に結びつくのです。

もちろん、長期的な目標は、うつ病や燃え尽き症候群の潜在的な原因をすべて排除することです。しかし、あなたにとって緊急に必要なのは、とりあえずの、それもできるだけラクに手に入る成功体験なのです。まさにここでパレートの法則が活きるのです。

ほんとかなあ？　あなたはそう思ったかもしれませんね。その気持ちはよくわかります。「80対20の法則」を初めて聞いたとき、わたしもそう思ったからです。そんなわたしが考えを改めたのは、２０１０年にティモシー・フェリスの『「週4時間」だけ働く。』（青志社）を手にしたときです。

そこに引用されているパレートの法則ははじめ、あまりにも出来すぎているように思えました。しかし、いくつかのアドバイスを試してみたところ、本当にすべてが変わりました。たった数カ月で以前よりも時間ができたうえに財政面もうまくいったのです。

パレートの法則は、「燃え尽き症候群セミナー」のレパートリーになりました。参加している人たちも、この単純な原則が実際に自分たちの生活に適用できることを知って感激しています。

原因5　ミネラル、微量元素、ビタミンの不足

ドイツ連邦食糧農業消費者保護省が、マックス・ルブナー研究所に「青年および成人の栄養に関する調査」を実施するよう委託したところ、いくつかのビタミンやミネラルが劇的に不足していることが判明しました。[35] ここでは、それがわたしたちの精神面に与える影響について説明します。

□ヨウ素

甲状腺が適切に機能するためにはヨウ素が必要です。WHOはヨウ素欠乏症にかかっているヨーロッパ人の数を3億9000万人以上としています。世界中で20億人がこの欠乏症にかかっているという話さえあります[36]（訳注・ヨウ素は海藻やヒジキなどに豊富に含まれており、日本人は普段の食生活で十分に摂れているので、ことさら意識して増やすことはありません）。

□葉酸

葉酸は、ビタミンB9とも呼ばれ、食事から十分に摂取されない物質のひとつです。マックス・ルブナー研究所によると、ドイツでは男性の79％、女性の86％が一日の推奨量を下回っています。

1960年代以降、多くの研究が行われており、うつ病患者の少なくとも30％が葉酸欠乏であることがわかっています。これに関する最近の研究にノルウェーで発表されたものがあります[37]。約6000人の血中のホモシステイン濃度を測定したところ、高い数値を示した参加者はそうでない人たちの2倍の頻度で抑うつ症状に襲われていることがわかりました。ホモシステインは、分解するために葉酸を必要とするアミノ酸です。濃度が高すぎると葉酸欠乏の証拠と見なされます。

葉酸の欠乏はうつ病の他に、たとえば下痢や食欲不振、疲労、軽度の過敏症、または心臓血管の不調を引き起こすおそれがあります。したがって、食事で十分な葉酸を摂取することは大切です。多く含む食品は酵母、レンズ豆、卵黄、パセリ、ガーデンクレス（胡椒草）、ヒマワリの種など。アスパラガスやほうれん草の葉、トマト、牛肉も優れた供給源です。

ところで、太陽の下で多くの時間を過ごす人々には、とくに葉酸が必要です。日光が皮膚に当たると、体内の葉酸がかなり減少するからです。[38] 世界67カ国ですでに主食に葉酸を追加し始めているという事実は、葉酸の欠乏を過小評価してはならないことを示しています。[39] 残念ながら、ＥＵでこれを実施しているところはありません。

□亜鉛

ＷＨＯによると、世界人口のほぼ半分が亜鉛をほとんど摂取していません。亜鉛欠乏症になると次のような症状が現れます。気分のむら、疲労感、落ち着きのなさ、集中力の欠如、そしてもちろん、うつ病も。

亜鉛は代謝に不可欠な微量元素ですからこれは驚くにはあたりません。免疫システムと多くのホルモンの円滑な機能と同様に、砂糖、脂肪、タンパク質の処理にも不可欠です。さらに、亜鉛は思春期の若者には特にプラスの効果があるようです。

２００５年にある調査研究が発表されました。２００人を超す12歳と13歳の子供たちに10週間毎日ジュースをコップ1杯与えて亜鉛の働きを調べたものです[40]（ジュースには亜鉛を含まないもの、10ｇ含むもの、20ｇ含むものの3種類があります）。終了後、視覚による記憶力と集中力が大幅に向上したのは参加者の約3分の1で、その全員が亜鉛を20ｇ含むジュースを飲んだグループだったといいます。

アドバイス：成長期には大量の亜鉛を必要とするので、レンズ豆やトウモロコシ、オートミール、チーズ、牛肉、子羊などをできるだけ定期的にメニューに載せましょう。お子さんが食べたがらなければ、亜鉛のサプリに切り替えてもかまいません。

□ビタミンD3およびB12

重要な物質が不足すると長い間にはうつ病を引き起こす可能性があることは、従来の医学でも知られています。特にビタミンD3とB12はこの点で重要な役割を果たします、もちろんそれだけではありません。鉄、セレン、ビタミンCの不足も身体に悪影響を及ぼします。

ビタミンD3は、十分なBDNFタンパク質を生成するために重要です。これは、きわめて重要な脳の栄養素であることが知られています。しかし、わたしたちが自力でビタミンD3を生成できるのは、皮膚を通して十分な日光を吸収する場合のみです。そのため、ドイツのように日照時間の少ない国では、医師は少なくとも11月から3月まではビタミンD3剤の服用を勧めています。

太陽光はビタミンD3だけでなくわたしたちの気分にも良い影響を与えるので、天気

の良いときには、特に冬はできるだけ頻繁に出かけることをお勧めします。冬のうつに非常に効果があります

脳研究の明るい見通し

ビタミンＤ３受容体が脳にも存在することが数年前に証明されて以来、このビタミンと太陽光のわたしたちの精神に対する重要性がますます明らかになっています。感情と記憶力、それから行動をコントロールすることは、ビタミンＤの濃度に直接関連しています。[41]

高濃度のビタミンＤが抑うつ症状を緩和できることが、２０１７年にアフサネ・バーラミの研究で実証されました。[42] ビタミンＤを９週間毎日多量に与えられたうつ病の青年は、最初の数週間はほとんど変化がありませんでしたが、続けているうちに効果が顕著に表れたといいます。

本書で記したアドバイスにはすぐに効果が表れないものもあります。少し辛抱が必要ですが、結果はそれだけ満足のいくものになります。

ビタミンB12のおかげで年を取っても生き生きと

すでに２００８年に「ドイツ医学新聞」で報じられたように、ビタミンＢ12欠乏症も

深刻な結果をもたらすおそれがあります。[43] ビタミンB12にはうつ病や認知症を防ぐ効果があります。たとえば卵、チーズ、魚、肉には多くのビタミンB12が含まれており、レバーなどの臓物には肉の6倍以上も含まれています。

ベジタリアンとビーガンは、クロレラ藻、または適切な栄養補助食品によってこのビタミンを補うことができます。尿が黄橙色になったり、赤みがかったりしても心配はいりません。これは、増加したビタミンの無害な副作用で、ビタミンDを多く摂ったときにも同じようなことが起きます。

原則として、これまでに説明した物質が含まれている錠剤をあてずっぽうに飲んだりしないでください。それよりもミネラルや微量元素、ビタミンが不足しているかどうかを医師に調べてもらって対策を決めましょう。

□カルシウムとマグネシウム

これらのミネラルの欠如は、うつ病の人によく見られる症状にもつながります。マックス・ルブナー研究所によると、ドイツの14歳から18歳までのすべての若い女性の74％にカルシウムが足りないといいます。65歳以上のグループでは、男性の61％と女性の65％がやはりカルシウム不足です。マグネシウム欠乏症は、この国ではそれほど深刻ではありませんが、米国では深刻です。アメリカ人の48％は食事時に摂取するマグネシウムが少なすぎるのです。[44]

マグネシウムの必要量はストレスの量に大きく関係します。ストレスの多いときにマグネシウムをとれば、緊張、疲労感、高血圧、片頭痛発作、それから難聴にさえ効果があります。

□特殊なケース・銅

この本のためにさまざまな文献を読んでいたとき、１９９９年にポーランドのクラクフ大学で行われた研究のことを知りました。[45] この研究によって、うつ病の人の５人にひとりは血中の銅濃度が著しく増加していることがわかったのです。

銅欠乏症が健康問題を引き起こす可能性があることは知っていましたが、銅の過剰摂取がうつ病に関連しているかもしれないということは初耳でした。しかし、この結果を裏づける他の研究が見つからなかったため、それきりになりました。

しかし、その後、わたしの意見を変えたある出来事が起こったのです。妻とわたしは近代的な心理療法のために新しく設立した「現代心理セラピー研究所」への移転を終えたばかりだったのですが、ふたりとも異常に憂うつな気分に陥っていました。

10日経っても気分が変わらないので、わたしたちはこれはよくある「荷下ろしうつ病」だと思いました。「荷下ろしうつ病」とは、全力を注いで大仕事をやり遂げたあとに燃え尽きたような状態になることをいいます。

意外な気がするかもしれませんが、実は、これは非常に賢い保護機能なのです。なぜならそれまで頑張ってきた人は、ゴールに到達したときに気分が良いと、すぐに新しいゴールを探してバッテリーを充電せずに全力で突進するからです。これについてはロバの例ですでにお話ししましたね。荷下ろしうつ病は、特に完璧主義者に起こりやすいといえます。再び走り出そうとする人を強制的に休ませるからです。

しかし、この状態があまりに長く続いたため、わたしたちは他の原因を探しました。そのとき、先にお話しした銅の過剰摂取に関する研究を思い出したのです。落ち込みが現れたのは引っ越し直後だったので、新居の水道水に銅がどれだけ含まれているかを確かめました。検査の結果は衝撃的でした。銅含有量が1リットルあたり2・0㎎を超えていたのです。わたしたちはお茶とコーヒーをたくさん飲むので、それだけで銅の消費量は、推奨値（1日1・5㎎）の2倍でした。そこに食事から摂る銅を加えると、3〜4倍になりました。それからは、健康食品店で買ったフィルターでろ過して銅を取り除きました。

うつの原因が本当に銅だったのか、それははっきりとはわかりません。プラセボ効果もあったのかもしれませんが、いずれにせよ、わずか1週間で変化が現れ、そのうちに再び調子が良くなったので、それからもずっと水道水をろ過して飲んでいます。

□うつの引き金となるバイオマーカーは本当にないのか？

何十年もの間、地球上の科学者たちはいわゆるうつ病のバイオマーカーを探し求めてきました。つまり、多すぎたり不足したりすると落ち込みを引き起こす物質のことです。本書でこれまでにお話しした欠乏症状はすべて証明されているにもかかわらず、今日までのところ、明らかにうつ病に関わるバイオマーカーはひとつもないということになっています。わたしの考えでは、これについて考えられる説明は次の3つしかありません。

第一に、精神のバランスを失わせる物質はひとつではなく、それこそたくさんあって、それらがお互いに影響を与え合っているからです。

第二に、今行われている研究の実施方法では満足のいく結果が得られません。というのは、ほとんどいつでも抗うつ薬には「特別な結びつき」があるからです。何百もの物質がバイオマーカーの可能性があることはすでにわかっています。[46] しかし、ほとんど追跡されていません。

銅に関する自分たちの経験に基づいて、他の大学が研究を行ったかどうかについての手がかりを改めて探したところ、あることはありましたが期待したようなものではありませんでした。どれもが、ある程度抗うつ薬の効果があった少数の患者の銅濃度について、投薬後に下がったかどうかを確かめていただけでした。その結果、下がっていなかったので、調査は打ち切られていました。

残念ながら誰もが考えつく次のようなテストは行われていません。水道水をろ過したり、コーヒーや緑茶などの銅含有飲料を数週間飲まないでいるとどうなるのか？　体内における銅の吸収を低下させることがわかっている亜鉛製剤を定期的に飲むとどんな効果があるのか？　確かに抗うつ薬に比べて時間やコストの面で儲けが少なく、業界にとっては魅力がないでしょうが、研究支援が求められる分野です。

第三に、物質に対する反応は人によって違うからです。ある物質が身体にさわらない人もいれば、同じ用量でさまざまな身体的および精神的障害を発症する人もいます。ですから個別化医療へと進展しつつある現在のやり方をわたしは歓迎しています。今ではすべての人のゲノムを数百ユーロで解析できるようになり、データ処理の可能性もかつてないほど広範囲に及んでいます。

一日中あらゆるバイタルサイン（血圧や脈拍数、体温など）を記録する腕時計や指輪をはじめ、毎日の消費行動を簡単に記録できるアプリもあります。アップルやグーグルなどの企業がこれらのすべてのデータをもとに、どの食品、どの薬、どのサプリメントを摂取すべきかを、スマホを介して個別に知らせる方法を開発するのは時間の問題です。身体運動については、そのようなアプリはすでにあります。活動量計（フィットネストラッカー）といわれるもので、腕や腰につけて運動量や脈拍数などを計測することができます。

健康関連データの収集と判定について疑念を抱いている人が多いのはもっともですが、さまざまな病気の本当の原因を最終的に解明する絶好のチャンスが潜んでいることも忘れてはなりません。少なくともうつ病に関しては、先に述べたように、今なお公式のバイオマーカーはないので、これは緊急に必要だと思います。

ですから製薬会社が40年以上にわたって執拗にセロトニンとノルアドレナリンの欠如がうつ病の原因であると主張していることは非常に気になります。この主張を裏づける科学的根拠はまだないからです(47)。それにもかかわらず長年、何度も繰り返されてきたために、あたかも定説のように信じられてきました。

ここで思い出されるのは、かのほうれん草の逸話です。ほうれん草に鉄分が非常に多いというのは間違いであるにもかかわらず、そう信じられてきたのは、栄養成分表の誤植によるものです。カンマがずれたために、ほうれん草１００ｇあたり３・５mgの鉄分が35mgになってしまったのです。ところが、その後出版された何百冊もの本がこの成分表を使っていたため、鉄分が多いという「神話」が生まれました。かのキャラクター、ポパイもこの神話の申し子です。

□サプリメントは役に立たない

前のページを読んだ人はビタミン、ミネラル、および微量元素が組み合わされたサプリを飲んでもかまわないだろうと思うかもしれません。残念ながら、事はそれほど単純ではありません。ある物質が不足している、または過剰であるとしても、その理由がわからない限り、対処法を間違える危険があります。

たとえばこういう状況を想像してください。最近車の調子がおかしい。大きな音がする、ステアリングは不安定だ、燃費が悪くなっている。でも頻繁にガソリンを入れれば問題ない。

このとき、もし車を詳しく調べたら、タイヤがパンクしていることに気づいたかもしれません。そうなれば音が大きいことも燃費がかさむのも当然です。けれどもこの発見を無視してガソリンを補給し続けてみてください。車体がだめになるのは時間の問題ですね。

同じように、不足している物質をなぜ不足しているのかを考えずに、安易にサプリメントで埋め合わせようとしても状況は変わりません。たとえば、グルテン不耐症の場合は亜鉛が腸で活用されなくなります。サイロキシンを摂りすぎると通常よりもはるかに多くのミネラルと微量元素が消費されます。

不足している物質は錠剤ではなく、食べ物から摂るほうが健康的です。なぜなら、栄養補助食品では、バランスの取れた食事のようには多様な栄養を摂ることができないからです。

□セロトニンは「幸せホルモン」？

セロトニンが多すぎても、必ずしも幸せになるとは限りません。むしろ、セロトニン症候群[48]といわれる性機能障害やその他の不快な症状につながります。これらには、吐き気、多汗（症）、下痢、動悸、落ち着きのなさ、幻覚、震え、筋肉の痙攣、発作などがあります。

心理学者であるトールステン・パドベルクは、２０１８年の「心理療法ジャーナル」で抗うつ薬の有効性を次のようにまとめています。[49]

軽度、中等度、それほどの重症ではない場合には、抗うつ薬は平均してプラセボ以上の効果はありません。あなたの場合、薬が効く可能性は約14％です。したがって、この数字が副作用（口の渇き、体重増加、離脱症候群、性欲減退など）に見合うかどうかをよく考える必要があります。

もし医師がこう言って抗うつ薬を手渡していたら、あなたはためらうことなく飲んだでしょうか？　それとも、なんらかの物質の欠乏あるいは慢性炎症が本当の原因かもしれないので、もう一度徹底的に調べてほしいと言ったでしょうか？

原因6　慢性の炎症

2013年に国際学術誌「ネイチャーメディシン（*Nature Medicine*）」に次のような記事が載りました。なんでも、ある種の抗うつ薬には、うつ病に対するポジティブな作用がひとつだけあると推測されるというのです。その作用とは「副作用」とされる抗炎症作用のことです。[50]そうだとすると、これらの薬が2週間または3週間後に効き目が（もしあれば、ですが）現れるわけもわかります。

もし、いつも言われているように、抗うつ薬が脳の神経伝達物質に影響を与えることによって効くのなら、それが測定できるのは数時間後であるはずです。一方、体内の炎

症と戦うには数日から数週間かかるからです。

体内の炎症が発見されて治癒すればうつ病が数日で完全に消えるという認識は、いずれにせよ新しいものではありません。科学・医療ジャーナリストの20年間のキャリアを通じて、わたしは尿路や副鼻腔、歯根の炎症が抑うつ気分と関連していると報告した医師に何度も出会いました。

患者の多くは、それぞれの炎症が治まると、驚くほど早く精神的にも元気になりました。ちなみに、炎症性腸疾患の人には特にその傾向があります。腸がわたしたちの第二の脳であるといわれるのは、言われのないことではありません。

ですから、わたしのアドバイスは、全身を徹底的に調べて、全血球計算とミネラル濃度の検査をしてもらうことです。これにより、体内の炎症だけでなく、現在不足している物質についてもわかります。総合診療医なら、あなたが持っている情報が多ければ多いほど適切な対策をとることができるでしょう。

□炎症性疾患の人はうつになりやすい

リウマチや多発性硬化症のような慢性疾患があると、うつになる可能性が少なくありません。長い間、自分の病気を知ることは、落ち込みに、最終的にはうつ病につながると考えられていました。しかし、より細かく観察した結果、それは主として炎症性疾患の場合だということが明らかになりました。たとえ重い病気でも、炎症がなければうつ病の可能性はわずかに増加したものの、取るに足らないレベルだったのです。

けれども残念ながら、ここでも炎症がセロトニン代謝にどの程度の影響を与えるかについてのみ調べられていたために、このテーマに関する研究は長い間ほとんど役に立ちませんでした。セロトニンのことを考えると、わたしはいつも恩師の言葉を思い出します。

道具と言えばハンマーしか知らない人には、何でも釘に見える

なぜなら、炎症は実際にはセロトニンだけでなく、より多くの伝達物質に影響を与えるからです。ドーパミン代謝とグルタミン酸代謝はキヌレニン代謝と同じように影響を受けます。原因2で、キヌレニンが多すぎると脳に損傷を与えることについては詳しく述べました。これらの神経伝達物質はすべて、わたしたちの意欲や運動能力、さらに不安や覚醒を引き起こす内部警告システムにも多大な影響を与えます。

ですから、脳内のさまざまな神経伝達物質を薬物で操作するより、たとえば、神経伝達物質のバランスが悪くなっているのは何らかの炎症が原因ではないかと考えてみるほ

うがいいのです。

□抗生物質で解決することは滅多にない

体内の炎症はしばしば不適切な生活態度によって起こり、一部は何年にもわたって発生しています。アルコールやグルテン、砂糖を多く摂ることはこの典型的な例といえます。それだけでなく、たとえばインフルエンザをきちんと治療せずに投薬で抑えこんだりすると長期間にわたって炎症に苦しむ原因となります。

実際の原因を突きとめずに、抗生物質で炎症を短期間に抑えても、遅かれ早かれ同じ問題が起きます。これを医師のせいにすることはできません。医師はあなたの毎日の食生活も、どんな考えを持っているかについても正確には知らないのが普通だからです。患者から与えられるわずかな情報に基づいて薬を処方する他にできることといったら、運動を勧めるくらいでしょう。

とはいえ、わたしは薬物療法全体に反対しているわけではありません。本当の原因と戦う薬は人間にとって恩恵です。症状だけがいじられると、無用な薬物のためにさらに障害が起きる危険が大幅に増えてしまうということをわたしは言いたいのです。

原因7 SNSとスマホによる社会的行動の変化

２０１７年に発表された研究によると、積極的に使用するＳＮＳが多ければ多いほど、若い人がうつ病や不安障害を引き起こす頻度が高くなるといいます。[51] これらには、WhatsApp（日本ではLINE）、フェイスブック、スナップチャット、Instagram、Pinterest、ツイッター、LinkedIn他さまざまなオンラインプラットフォームとYouTubeが含まれます。

しかし、いつでもアクセスできて情報が手に入る便利さは同時に弊害ももたらします。わたしたちはスマホに依存するようになるのです。次の５つの質問でこの依存症があなたの中ですでに進行しているかどうかを確められます。

- スマホをなくした、あるいは忘れて家を出たのに気づいて気分が悪くなったことはありますか？
- 朝起きたら、何よりも先にスマホをチェックしますか？

- 友達と夕食を食べているときに、スマホを数回チェックしたことはありますか？
- 誰かと話していたり、はらはらするような映画を見たりしているときでも、着信があればすぐにメッセージを読みますか？
- 少しでも空いた時間があるとスマホでゲームをしたり、フェイスブックやInstagramを見たりしますか？

これらの質問のうちひとつでも「はい」と答えた人は、スマホに依存しています。中毒の原因はドーパミンと呼ばれる神経伝達物質です。この伝達物質は脳の中に期待と強い欲望を引き起こします。

この欲求は、「見ないとわからない」ためにさらに強くなります――メッセージを送ったのは誰か、友人が何を投稿したのか、これはどんなニュースなのか？

ちなみに、ドーパミンはスマホを使っているときだけでなく、酒を飲んだり、薬を飲んだり、セックスをしたりするときにも放出されます。

ドーパミンがかかわるところはすべて、中毒になる危険があります。しかし、依存することなく酒を飲み、セックスできるのと同じように、健康的な方法でスマホと付き合うことはできるのです。

ただし、それは使わないようにするとか時間を限ることだけではありません。付き合い方を工夫すればいいのです。スマホが危険なのはすぐに満足できるからです。指を動かすだけで、気晴らしができます。

スクリーンタイムが導入されて以来、アップルはユーザーに、実際にディスプレイを見つめている時間と、どのアプリを使用しているかについての週次レポートを提供しています。また、子供や若者のための特定のアプリを時間制限付きで使用するオプションもあります。

ドイツで行われた調査(52)によると、10〜19歳のグループは1日平均287分をこのようなメディアに費やしており、その大半がスマホです。なぜこれが落ち込みにつながるのでしょうか?

第一に、わたしたちはスマホに依存していると意識しながらもやめられないからです。そして、そう思いながら続けていると、良心の呵責が生まれ、それが落ち込みへと向かいます。

SNSを使っていると、人は常に他人と自分を比較するようになります。この絶え間ないサブリミナル競争によって、お互いの弱点や長所を受け入れる本物の絆が形成されなくなります。代わりに、成功の報告、素晴らしい休暇旅行など、羨望の的になる写真やビデオが投稿されます。

その逆もあります。それは、あらゆる災害や苦情の投稿です。虐待を受けた動物、壊滅的な事故、残酷な暴力行為、また環境破壊動画などを日常的に見たり、自分でも広めたりしていると、地球がもはや住む価値のある場所ではなくなったと感じたとしても、驚くにあたりません。これらが人生のごく小さな局面にすぎないということを多くの人は理解していないようです。

もちろん、人生で不運ばかりを経験した人もいます。深刻な不幸や虐待、暴力を経験した人は誰でも、落ち込みや幻滅を感じるでしょう。しかし、わたしの長年の経験からいうと、意外なことに、うつや燃え尽きる不安を克服するのは、恵まれた人生を送った人よりも、こういう人たちのほうがずっと早いのです。おそらく彼らはつらい過去を通じて打たれ強くなったからでしょう。

今後どんな人生が待っているかは、どこに焦点を当てて生きているかによって決まります。わたしはベルリンに24年住んでいますが、その間にわたしの身に起こった嫌な事件といえば2度自転車を盗まれたことです。

もちろん数年に一度、不愉快な、いや恐ろしい出来事も目にしています。しかし、これらの例外的な事柄に目を向ける代わりに、わたしは全体を見ることにしました。つまり、基本的にわたしはベルリンで快適な生活を送っているということです。

しかし、メディアが毎日伝えるもので世界を見ると、状況は大きく異なります。わたしたちの注意を惹くのは美しく豊かなものか、あるいはこれでもかというほど悲惨な光景や暴力ばかりです。ＳＮＳも例外ではありません。ここでも、報道は非常に二極化されていて、他の人たちはみなもっと楽しんでいる、あるいは世界は破滅するという感覚をわたしたちに与えます。

けれども、よく考えれば、わたしたちは今ほど安全に過ごしたことはありません。たとえば武力紛争の数は１９９０年代以降着実に減少しています。唯一の違いは、現代のテクノロジーのおかげで、あらゆる恐ろしい犯罪について誰もが知っているのに対し、１９９０年にはそのほとんどを知らなかったことです。

重苦しい情報にどのくらいの頻度で向き合うか、それは主としてわたしたちにかかっています。わたしはもう12年以上もテレビのニュースを見ていませんが、本当に重要なことは逃していません。それによって１０００時間以上の時間を節約しました。結局のところ、わたしたちが毎日受け取るメッセージの少なくとも95％は個人的な生活とは何の関係もありません。

□本当に大切なものは

75年間にわたる２つの長期調査[53]で、ハーバード大学の研究者たちは、人々を本当に幸せにするものを見つけました。それは良い人間関係です。良い友人や知人がいることは、人を幸せにするだけでなく、健康にも良いことがわかりました。

調査に参加した人たちのうち、50歳のときに心から信頼できる友人がいた人たちは、80歳になっても平均的な人たちよりも明らかに健康だったといいます。この際決定的なのは、友人知人の数ではなく、付き合いの質です。一方、その対極にあるのがSNSによる付き合いです。オンラインで友人やフォロワーを増やしている人は、数は多いかもしれませんが、真の意味での友人は減っています。

けれどもハーバード大学の研究が明らかにしたように、それこそが幸せな生活のための基本的な要件なのです。

□上手に使いこなす

スマホ依存がうつに関係があると思われる場合でも、大事なスマホを捨てる必要はありません。すぐに実行できる対策があります。次に、そのためのアドバイスをいくつか紹介します。

1 スマホをより生産的に使う

ゲームで暇をつぶしたりSNSの投稿を漠然と眺めたりしていないで、昔の趣味を復活させましょう。あるいは写真、絵画、料理など、何でもいいですから、何かを新しく学びましょう。YouTubeやInstagramの無料動画を使えばいろいろなものを学ぶことができます。

ひとりの女性の例をお話ししましょう。

急性燃え尽き症候群の34歳の女性がカウンセリングを受けに来ました。仮にKさんとしておきます。2人の子を抱えるシングルマザーで、幼稚園の教諭をしています。彼女は上司といじめっ子についてしきりに愚痴をこぼしました。そして、ちょっと時間があると気晴らしに「キャンディークラッシュ」をすると言いました

ファミリータイムアプリを使って調べたところ、このゲームに平均して毎日1時間半を費やしていることがわかりました。この1年間でゲームに550時間も使っていたことを知ってショックを受けたKさんは、少なくともこれから4週間は、昔好きだった写真にその時間を当てると約束しました。最初は、ウェブで、のちにYouTubeを通じて、ポートレートの撮り方と編集の仕方を学びました。

その頃、カメラマンが幼稚園にやってきて子供たち全員の写真を撮りました。毎年一度写真を撮りに来るのです。とはいえ写真は特別優れたものではありませんでした。

３カ月後、Ｋさんは自分のカメラで子供たちの様子を撮りました。幼稚園で夏まつりの準備が始まったとき、入口の壁を自分の撮った写真で飾ったところ、それを見た親たちがすっかり感激して次々に写真を売ってもらいたいと言ってきたのです。

２０１７年の夏のことでした。その年の秋には、Ｋさんは仕事を辞めて写真を仕事にしていく決心をしました。写真の技術があるだけでなく、幼稚園の教諭でもあったことも手伝って、いくつかの幼稚園がカメラマンとして契約してくれました。労働時間は30％も減りましたが、収入はほぼ倍増しました。さて、これから先はあなたの予想通りです——燃え尽き症候群は跡形もなく消えました。

2　オーディオブックの驚くべき効果

オーディオブックのすばらしい効能についてぜひ知っていただきたい、それがわたしの願いです。気晴らしになるだけではありません。わくわくするような、ユーモラスな、または教育的なオーディオブックを聴くことは、うつ病の主要な原因をブロックすることになるからです。

うつや燃え尽き症候群になった人は、絶えず頭の中で自分に話しかけています。これは気分をさらに落ち込ませてしまいます。一方、優れたオーディオブックは、これらの有害な独り言が行われる感覚チャネルを別の「危険のない情報」で満たします。

すると脳は、刺激的で面白い、あるいはためになる話を聴くことになり、独り言は少なくともその間は止まります。すると、ネガティブな考えが保存されているシナプス接続が緩んでほどけやすくなります。その結果、日を追って有害な独り言が減っていき、抑うつ症状が大幅に軽減されるのです。

まず聴いてみる

ひょっとして最後の段落を読みながらあなたはこんなふうに思いませんでしたか？　わたしは絶えず嘆いている。だからといって、朝から晩までオーディオブックを聞くわけにはいかない……。

反射的にネガティブな考えが浮かんでくる――それこそがあなたが意図的な悲観主義者である所以（ゆえん）です。けれども今はまだ、オーディオブックの効能を信じていなくてもかまいません。それはひとりでに効果を発揮します。

やったことのないものに慣れるのは誰でも難しいのです。ですから、オーディオブックなど役に立たないと決めつけないで、少なくとも2週間聴いてみてください。ピアノを初めて習いに行って「うまくいかない」としょんぼりした子供がいたら、あなたも同じようなアドバイスをするのではないでしょうか。

3　SNSは最小限に

ある薬が効かないとわかっても、いきなりやめずにゆっくりと減らすようにとお話ししましたが、時間も同じです。ＳＮＳに費やす時間も少しずつ減らせばいいのです。１日1時間になるまで少しずつ減らしていってください。すぐにこれでも問題ないことがわかり、時間をもっと大事なことに使えるでしょう。

これらをビジネスで使っている場合でも、減らすことはやはりプラスになります。これは、「パーキンソンの法則」を考えるとよくわかります。この法則は、「仕事の量は、与えられた時間を使い切るまで、支出は、収入を使い切るまで膨張する」というものです。

初めて聞いたとき、真っ先に思ったのは、そんなはずはないということでした。けれどもそれから、昔学校で研究発表をしたときのことを思い出しました。何日もかけて準備したときも土壇場になって仕上げたときも――こちらのほうが多かったのですが――成績はほとんど変わらなかったのです。

そのわけは、パーキンソンの法則にあります。仕事のために割り当てる時間が短ければその分集中するので、枝葉の問題に迷い込むことが少なくなります。また、「パレートの法則」も働きます。仕事の20％に集中することが残りの80％をもたらすのです。

これをＳＮＳに当てはめてみましょう。毎日1時間に制限し、すべてを一度に行います。メールに返信する場合も同様にします。一日に何度もメールを読んで返信するか、決まった時間に一度に済ませるかで大きな違いが生まれます。

たとえば、メールに返信するのは午後3時から午後4時の間だけと決めておけば、送信トレイはずっと速く空（から）になるだけでなく、興味のないメールがたまることも少なくなります。時間を厳しく制限することで、重要ではないメールに返信するスピードが自動的に早くなるからです。

この方法を実行すると、空き時間が増えることがわかります。スマホやパソコンが時間をスポンジのように吸わなくなると、はじめのうちは新たに得られたこの時間をどうすればいいのかわからなくなるかもしれません。

これを避けるために、以前からやりたいと思っていた事のリストを作ることを患者さんに勧めています。その時少なくともその半分は、新旧を問わず友情を育て、発展させることにつながるものにします。フェイスブックの友達やフォロワーではありません。本当の友人です。たとえばこんなふうに。

- 長いこと会っていない古くからの友人3人に電話し、少なくともひとりを夕食や散歩に誘います。

- 以前好きだったことを思い出してください。スマホを使って、同じ趣味を共有する人々が出会うネット上のサイトやイベントを見つけましょう。少なくとも月に一度はそこを訪れます。
- 毎日少なくとも30分は散歩をして、ＢＤＮＦタンパク質を補給してください。音楽やオーディオブックを聴きながら歩きましょう。
- 本を読みましょう。イエール大学の調査(54)によると、本を読むと、１日に1章を読んだだけで、平均して寿命が2年延びるといいます。読書はオーディオブックよりも脳のさまざまな領域が相互に作用するので、毎日本を手に取るようにします。ただし、これは本でなければだめです。この研究によると、12年間、３０００人以上を調査した結果、雑誌や新聞では有意の効果はみられなかったといいます。

ＳＮＳと有用なアプリをいくつか選択したら、残りを削除してください。一緒に過ごしたい友達がまだ足りないようなら、次のようにしてみてください。ただしはじめにひとつ警告を。

共通の関心事を通して友達を見つける

友情の多くは経験を共有することから生まれます。だからこそ、学校や職場で友達を見つけるのは比較的簡単なのです。とはいえ、同じような経験をしたからといって楽しいものばかりとは限らないのは言うまでもありません。

たとえば、いじめられた人は、同級生や同僚などよりも自分と同じようにいじめられた人と友達になる傾向があります。もちろん、ひとりでいるよりはそのほうがいいのですが、同じ苦しみから生じた連帯意識はお互いを落ち込みから解放しにくいことが珍しくありません。相手も同じような思考パターンを持っているのが普通だからです。

同じことが心理セラピーの場でのつながりにもいえます。うつを克服した人は、まだ苦しんでいる人と共通の基盤を失うことになります。したがって、無意識のうちに回復までの道を引きのばして友情を保とうとすることが起こります。心理学では、これはセカンダリーゲイン（第二次疾病利得）と呼ばれています

一方、共通の関心と目標に基づいて生じた友情は、ともに成長できる可能性があります。地中海料理、絵画、中世の歴史、音楽、何でもかまいません。あなたと同じことに夢中になっている人々がいる場を探してください。良い友人を作るには、病気や問題について話し合う場所よりも、こちらのほうがずっといいのです。

次にお勧めするのは、デール・カーネギーの『人を動かす』（創元社）です。これは

１９３７年に出版されたものですが、本音で付き合える友人のいない人々に素晴らしいインスピレーションを与えてくれます。この１００年で科学技術は急速に発展しましたが、幸せで満足できる生活を送るための基本は、人類の誕生以来、少しも変わっていません。

人との一体感や、すべきことがある、必要とされているという感覚は、情報やエンターテインメントを常に楽しめることよりも、はるかに重要な要素です。もちろん、パソコンとスマホとは縁を切れ、ということではありません。今までより意識的に、効果的に使おうということです。

原因8　放置された、あるいは不適切に治療された不安障害

ベルリンの中心部にあるわたしたちのカウンセリングルームは、あらゆる種類の不安障害の治療を専門としています。長く不安障害を患っている人たちにも大きな効果があるというので、他の療法でうまくいかなかった人たちが次々と訪れます。その人たちの多くは不安障害だけでなく、うつ病や燃え尽き症候群も訴えています。

それは少しも不思議ではありません。不安やパニックに苦しむ期間が長ければ、それ

だけうつを発症しやすくなることは、専門家の間では以前から知られてきました。他での治療で良くならなかったといってやってきた人々の多くは、すでに何年も抗うつ薬を飲んでいました。

けれども抗うつ薬は不安をなくせないだけでなく、時間とともにうつ病へと移行することを防げません。わたしたちのところで不安を克服した結果、うつが自然に消えた患者さんは少なくありません。うつになった原因は不安障害が長く続いたことだったからです。

残念ながら、不安症に不適切な治療がされていることが少なくありません。不安症の人たちに必要なのは、うつ病にさえあまり効果がない抗うつ薬ではなく、短期間の心理療法で迅速かつ永続的に克服する方法を学ぶことです。

その際、わたしが開発した「ベルンハルト・メソッド」を使わなければならないと言うつもりはありません。不安とパニックに対して現在これ以上効果的な方法はないと患者さんは自信を持って言ってくれますが、わたしのモットーは常にこれです――治れば、それが正しい。

いくつか例を挙げれば、認知行動療法、ACT（アクセプタンス&コミットメント・セラピー）、催眠療法などによっても、有能なセラピストなら驚くほどの効果をあげられます。

原因9　睡眠障害

うつ病だと診断するうえでの重要な基準は睡眠障害です。あなたの場合は睡眠障害とうつのどちらが最初に来ましたか？　うつになると必ず睡眠障害になるのか、それとも睡眠がとれないことがうつにつながるのか？　おそらくどちらも本当のようです。

２０１７年の「ＤＡＫ（ドイツ被用者代替組合）健康レポート」[55]によると、ドイツでは就労者の80％が睡眠不足で、近年その数が劇的に増えています。それ以外の人々の間でも同じように急激に増えているのかどうか、そしてここに何らかの関係があるかと考えるのは自然です。

前にも言いましたが、極端に増えたのは、画面の前で過ごす時間です。職場のモニターであれ、スマホやタブレット、テレビであれ、わたしたちはこれほど多くの時間を人工的な光源を見つめて過ごしたことはありません

ほぼすべてのエピソードがハラハラさせ、次回への期待を持たせて終わる何百ものシリーズ番組は、ついつい先を見てしまいます。NetflixやAmazon Primeならこれらをいつでも好きなだけ楽しむことができます。

ただし、残念ながら、こうして過ごす時間が長くなると、ブルーライトが体内時計を

狂わせるために睡眠障害が起きます。

□「日光」が多すぎる

植物を使った実験により、人間の昼夜のリズムは太陽の位置に直接依存してはいないことがわかりましたが、わたしたちの体内時計は日光を「消費する」ことによって常に再調整されています。

ですから、就寝直前までテレビやパソコン、スマホを見つめていると、誤った数値が体内時計に送信されます。これらの放つ青みがかった光は日光に似ているからです。ですから午後11時までネットや映画を見たりすると、体内時計はまだ遅くない時間だと判断するのです。

午後6時に横になっても、すぐに眠りにつくことができませんね。毎晩、就寝直前まで人工昼光を見つめている場合もそれと同じです。体内時計は、寝るまでに少なくとも2時間は活動していると想定し、それに応じてわたしたちを覚醒した状態にしておくのです。

郵便はがき

141-8205

おそれいりますが
切手を
お貼りください。

東京都品川区上大崎3-1-1
株式会社CCCメディアハウス
書籍編集部 行

CCCメディアハウス　書籍愛読者会員登録のご案内
＜登録無料＞

本書のご感想も、切手不要の会員サイトから、お寄せ下さい！

ご購読ありがとうございます。よろしければ、小社書籍愛読者会員にご登録ください。メールマガジンをお届けするほか、会員限定プレゼントやイベント企画も予定しております。
会員ご登録と読者アンケートは、右のQRコードから！

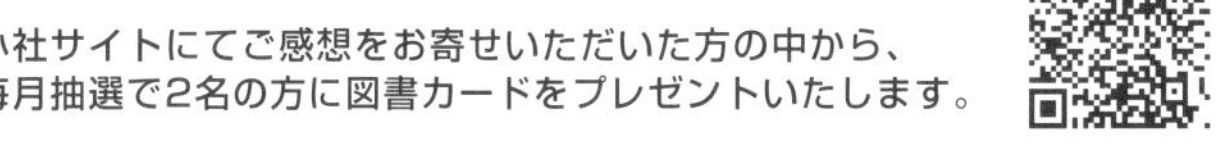

**小社サイトにてご感想をお寄せいただいた方の中から、
毎月抽選で2名の方に図書カードをプレゼントいたします。**

■アンケート内容は、今後の刊行計画の資料として
利用させていただきますので、ご協力をお願いいたします。
■住所等の個人情報は、新刊・イベント等のご案内、
または読者調査をお願いする目的に限り利用いたします。

愛読者カード

■本書のタイトル

■本書についてのご意見、ご感想をお聞かせ下さい。

※ このカードに記入されたご意見・ご感想を、新聞・雑誌等の広告や
弊社HP上などで掲載してもよろしいですか。
はい（ 実名で可・匿名なら可 ） ・ いいえ

ご住所	□□□-□□□□ ☎ — —		
お名前	フリガナ	年齢	性別
			男・女
ご職業			

□昼光灯――プラスかマイナスか

昼光灯は、長年うつ病の治療に役立つとされてきました。冬の日中、または夏でも仕事場に大きな窓がない場合には、これは非常に効果があります。そのためにより多くのビタミンＤが生成されるからです。

ただし夜間に使うと、一般的に言ってテレビやパソコン、スマホの画面よりも光度が高いために、むしろ害になります。

睡眠障害は、体内時計を調整するだけで良くなることが少なくありません。少なくとも寝る前の２時間、できれば３時間はブルーライトを放つ画面も昼光灯も使わずに過ごしてください。代わりに、たとえば、オーディオブックを聞きましょう。

こうすれば夜の楽しみをあきらめなくても通常の睡眠パターンに戻れます。普通、体内時計が再度調整されるまで２～３週間かかります。良くなったら、体内時計が狂わない範囲で、どれだけのブルーライトを取り込めるかを注意深くテストし、それをもとに調整してください。

□「眠れない！」は自己暗示になる

わたしたちの考え方も睡眠に大きな影響を及ぼします。夜ベッドの中で、なぜ眠れないのかとくよくよすると、眠りに誘うのとは反対の渦に巻き込まれてしまいます。そうなると次のような思い込みが生まれます――眠れない。

もちろん、うつの人は健康な人よりも睡眠の質が悪いことは事実です。しかし、「眠れない！」と繰り返すのはやめましょう。なぜなら、そう思えば思うほど眠りにつくことが難しくなるからです。

いずれにせよ、不眠症だと感じることと実際に眠っている時間との間には大きな違いがあります。脳の活動状況を測ると重度の睡眠障害のある人でさえ、数時間眠っていることがわかります。なぜそんなことが起きるのでしょう？　そのわけは簡単です。

眠れないと悩む人々は実際にあまり眠っていないのではなく、眠り方が違うのです。眠りが浅いうえに、ちょくちょく目が覚めます。目が覚めたときのことははっきりわかりますが、その後再び眠りにつくまではほとんど無意識です。この結果、ほとんど眠っていないという錯覚が生まれるのです。

けれどもあなたは実は眠っているのです――ただし、細切れで。ベルリンからミュンヘンへ車で行くとしましょう。６００㎞を一気に運転しようと、30分ごとに休憩しようと、違うのはかかる時間であって到着する事実は変わりませんね。

睡眠もこれと似ています。朝まで続けて眠る人は通常、６時間後には元気になりますが、途中で何度も目が覚める人は、そうなるまでに７～８時間かかります。ただし、毎朝起きるとすぐに「よく眠れなかった」と思うと、これが自己暗示になって実際には十分休んでいても、一日中疲れて眠いという結果になります。

□睡眠の習慣を変える

もちろん、何度も目が覚めるより、眠れたと「感じる」ほうが気分がいいですね。ここであえて「感じる」と言ったのは、朝までぐっすり眠る人でさえ、実は短時間だとはいえ夜中に目が覚めているからです。

したがって、再びよく眠れるようになるには――

- 涼しくて暗い部屋で寝る。
- ゆっくりと滑り落ちるゆるい斜面をイメージして眠りにつく。

- 寝る2時間前から飲み物をとらない。
- 夕食は軽くして、あまり遅い時間にはとらないようにする。
- 午後8時以降はアルコールを避ける。アルコールを飲むと寝つきは良くなるが、その後の睡眠が妨げられる。
- BDNFタンパク質が不足すると睡眠障害が起きやすくなるため、一日30分以上屋外で運動する（このことは、2013年にバーゼル大学の学者たちによって明らかにされている[56]。原因2でも説明したように、このタンパク質は精神の状態に重要な影響を及ぼす）。

原因10 トラウマ体験と抑圧された喪失の悲しみ

2002年の「ケアギバー・グリーフ研究（*Caregiver Grief Study*）」のまえがきで、トーマス・マウザー教授とサミュエル・J・マーウィット教授は、「喪失の悲しみは、それを受け入れるための、生まれながらに備わった業（わざ）である」と非常に印象的に説明しています。

悲しみを無視したり軽んじたりすると、うつ病やその他の身体的および精神的な病気につながるおそれがあります。とはいえ、この悲しみは決して人の死に限定されるものではありません。離別でも同じような反応を引き起こします。

この状況はトラウマ体験と似ています。それらが抑制または軽視されるとこれも深刻な心理的ダメージになる可能性があります。ただし、トラウマについて話し過ぎたり、話し方が適切でなかったりすると、何も言わないでいたときと同じくらい害を及ぼすこともあるので、どのように話すかは心の健康のために非常に重要です。そのため、これについてはあとでもう一度説明します。

□喪失の悲しみから逃げない

愛する人が生きていたときのことを思い出すため、ひとつ目のプロセスは過去に向けられます。身のまわりの品や、故人がつけていた香水は思い出を呼び起こし、改めてその人がいないことを感じさせます。

もうひとつは未来に向けられます。時間をかけて悲しみを乗り越えるために、残された人々は愛する人のいないこれからの日々をどのように過ごしたらいいかと考えます。とりわけ最初の数カ月間は、この2つの間を行ったり来たりします。これは通常、非常にストレスと痛みを伴うものです。

したがって一定の期間内に何らかの手段でこれと逆の方向へ歩み出すことが非常に重要です。そうすればその後も生き続ける勇気を得ることができるようになります。こうしたからといって愛する人の記憶が衰えるのではありません。逆にきちんと喪に服すことで死後も感謝と連帯感が残り、苦痛が消えていきます。

ただし、たとえば仕事に追われるなどして悲しみにきちんと向き合わなかった人は別です。せいぜいいくらか先に延ばすことができるだけで、悲しみをずるずる引きずることになり、さらなる心理的な苦痛につながるからです。

悲しみをしっかり味わわないと、脳の働きが低下します。抑圧された悲しみは、現在使用していないにもかかわらずバックグラウンドで開いたままになっているパソコンの複雑なプログラムのようなものです。たとえスタンバイモードでも、RAM（ランダムアクセスメモリ）をブロックし、他のすべての速度を低下させます。

これを人生に当てはめて考えてみましょう。悲しむべきときにきちんと悲しまなかったためにエネルギーが奪われて、ひいてはうつになることを意味します。とはいえ、そうならないようにすることはできるのです。儀式の助けを借りて悲しみのプログラムを終わらせ、再び生きる勇気を見い出すことができるようになります。

□喪の儀式の助けを借りる

すべての文化には独自の喪の儀式があり、共に過ごした時間の記憶が尊重されます。悲しみをきちんと味わいながらも気持ちを整理できる、シンプルで美しい儀式について説明します。

思い出小箱

亡き人を思い出させるものをしまっておく素敵な箱を手に入れましょう。写真やビデオを中心に、ジュエリーや帽子、香水なども。この目的は、いつでもどこでも思い出すためではなく、**思い出を限られた空間に割り当てること**です。

衣類や家具のような大きなものは、できれば寄付したり、譲ったり、販売したりします。思い出が詰まった部屋は、模様替えをしましょう。つらいかもしれませんが、動かす筋肉が多ければ多いほど、脳のより多くの領域が関与することになり、さよならが言いやすくなります

ちなみに、この小箱はその人の死後６～12週間以内に詰め終わりましょう。取り出し

やすく、安全で乾燥した場所に保管してください。ただし毎日それに注意が引きつけられないように、年に2～3回しか入らない屋根裏部屋などが向いています。

この箱を使うかどうかは、もちろんあなた次第です。ただし、してはいけないことがひとつだけあります。それは、悲しみを抑え込むことです。影は光がなければ生まれないように、悲しみも愛と喜びをきちんと感じるために必要なのです。

□トラウマ体験ときちんと向き合う

２０１３年に「心的外傷ストレス（*Journal of Traumatic Stress*）」誌で発表された調査研究[57]によると、トラウマを経験した１００人のうち、長期に苦しんでいる人はその約８％で、約90％は数カ月以内にトラウマを克服して大きな問題なく生活しているといいます。

２０１１年に「オーストラリアの心理学者[58]（*Australian Psychologist*）」誌に発表されたグラント・Ｊ・デヴィソーとピーター・コットンによる研究でも、現在一般的に行われている、トラウマについて話す療法は逆効果であり、時にはより大きな損害をもたらすという結論に達しました。

これはまた、わたしたちの長年にわたる経験と一致しています。トラウマを経験した人々がその直後にうつになるのはまれです。最初に不安障害を発症し、誤った治療をされたためにうつ病に発展したケースのほうがはるかに多いのです。

しかし、不安障害をなんとか乗り越えれば、通常、うつは数週間以内に消えます。

第3章 思い込みから自由になる

第2章の冒頭で、考え方が身体および精神の健康に直接に影響を与えることを詳しく説明しました。最も危険なタイプの間違った考えは、いわゆる「思い込み」「決まり文句」「信念」といった形で現れます。これは、真実であるかどうかは問わず、いわば問答無用で信じられているものです。

心理学者の多くは、わたしたちはこうやって少なくとも1日に70回は思い違いをしていると想定しています。しかし、他人と話しているときにはうすうす気づいていても、自分に言い聞かせるときには「監督機関」が働きません。自分に向かって言い立てることの「嘘＝思い違い」は、大きなダメージになる可能性があります。これらは、うつ病の特に初期によく見られるものです。

他人に迷惑をかけてはいけない。

あなたがうつに陥っていることに周りの人がなかなか気づかないのは、まさにこのためです。注目されたり他人の負担になったりするのを恐れて、わざと明るく振る舞ってつらさを隠そうとするからです。こうして軽度のうつがだんだんと深刻になっていくのです。

黙っていることは、自分だけでなくまわりの人たちにも害を及ぼすことを理解してください。沈黙を続ける時間が長ければ長いほど、家族もセラピストも容易には助けられない段階に入ってしまいます。うつ病は、特に初期なら、非常に迅速に薬物なしで治療できるのですよ。

まわりの人たちにあなたを助けるチャンスを与えてください！　黙っていても誰のためにもなりません。

繰り返し自殺願望が起こった場合は、このことを特に心に留めておいてください。本人にとっては死んでしまえばすべて終わりかもしれません。しかし、あとに残る人たちにはまさに苦しみの始まりなのです。

愛する人が必死に助けを求めていたことに気づかなかったという自責の念は、その人に生涯消えない傷を残します。それはいけません！　他人に迷惑をかけたくないという危険な思い込みを次のように変えましょう。

自分の気持ちを率直に話そう。そうすれば一緒に原因を探ることができる。それが早くわかればそれだけ早く、再び楽しく過ごせるようになる。それはわたしだけでなく、わたしの大切な人すべてにとって良いことだ。

□思い込みの正体を知る

子供のカメラマンとして成功したかつての幼稚園の先生、Kさんを覚えていますか？　彼女もまた、間違った思い込みにがんじがらめになっていました。それに気づいてはじめて、Kさんは望んでいたような人生を送ることができるようになったのです。

このような間違った思い込みは、何もうつの傾向のある人だけを煩わせるのではありません。精神的に問題のない人々にもせっかくの力を発揮する邪魔をします。Kさんもそれまでは燃え尽き症候群だけが悩みでした。ところが、カウンセリングを受けているうちに自分の中にある次のような思い込みが間違っていることに気がついたのです。

- わたしは仕事をやめるわけにはいかない。フリーランスになるのはこわい。子供たちを養わなければならないのだから。
- わたしは別に優秀ではない。
- 他の仕事をするなんて想像もできない。
- 自分のための時間がない。
- それで（写真で）生計を立てるなんて無理だ。
- 我慢が大切だ。他へ行ったところでどうせ同じだろう。

ひょっとして、あなたは今とっさにこう思ったのではありませんか。

　この人は運が良かったんだ、でもわたしの場合はそううまくはいかない。

そのとおりかもしれません。でも、あくまでも「かもしれません」なのです。いずれにせよ、確かなことは、これもまたわたしたちを束縛する思い込みであることです。なぜなら、解決に向かう考えをたちまち邪魔するからです。せっかくのチャンスをそんなことで逃すつもりですか？

1　束縛する思い込みに気づいて変える

自分と「不適切な対話」をすると精神病になることは、すでに60年以上前から言われています。1950〜60年代にはすでに、認知行動療法の創設者であるドナルド・マイケンバウム、アーロン・ベック、およびアルバート・エリスは、ネガティブな頭の中の対話に破壊的な要素があることに気づいていました。それ以来、認知行動療法では、有害な独り言を早期に特定し、より良い思考に置き換えるための新しい概念が開発されました。

2004年に「アメリカ精神医学雑誌（*American Journal of Psychiatry*）」で発表された研究[59]は、この治療法が非常に効果があることを実証しました。認知行動療法の恩恵を受けた患者は、他の治療を受けた患者よりも、うつ病の再発率が半分以下だったのです。

2　すぐに治療が受けられない場合は

残念ながら、うつ病に苦しんでいる人々が年々増加しているのに対して、治療を受けられるところは著しく不足しています。すぐに予約をしても、認知行動療法を受けられるのは週に1～2時間に制限されることがよくあります。そういうときには他の方法を使ってみることをお勧めします。

アメリカのベストセラー作家、バイロン・ケイティは『ザ・ワーク――人生を変える4つの質問』（ダイヤモンド社）で、認知行動療法の多くの要素を含む自己療法の方法を紹介しています。ここに書かれた方法はわかりやすく、うつ病の人にはとても役に立ちます。

バイロン・ケイティ自身、何年もの間、うつ病、攻撃性、そして繰り返す希死念慮（死にたい気持ち）に悩まされていました。彼女はまた、アルコール依存症とニコチン依存症でもありました。

ほぼ2年間もベッドから起き上がれないような日々を過ごしていた1986年2月のある朝、ケイティは人生を変えるような発見に出会い、それが最終的に「ザ・ワーク」につながりました。[60]

背景にある基本的な考え方は、次にあげる４つの簡単な質問をして、それらが真実であるか、少なくとも役立つか、それとも思い込みにすぎないかを判断することです。

1　それは本当ですか？

2　これが本当だと言い切れますか？

3　この考えを信じるとあなたはどんな反応をしますか？

4　この考えがなければあなたはどうなりますか？

「ザ・ワーク」については、著書だけでなく、ネットにもさまざまな説明があるので参考にしてみてください。

□警告灯

新しく開発したグループセラピーでわたしは、「ネガティブな決まり文句が口にのぼりそうになったときに、アラームを鳴らす警告灯が欲しい人はいますか？」と尋ねることにしています。もちろん、全員の手が上がります。それからわたしはこう言います。「みなさんはみんな、とっくにこの警告灯を持っていますよ。それはネガティブな感情でできているからです」

自分のことを、うつ状態だとか弱気、不安、悲しい、怒っている、嫉妬している、無力だ、攻撃的だとか感じたら、それは他でもない、わたしたちの中にしっかりと組み込まれている警告信号なのです。

というのは、あなたが信じようと信じまいと、これらの感情のほとんどは、直前に頭に浮かんだ一連の思い込みによって引き起こされるからです。ですから、今度具合が悪くなったときにはこの感情にあまり注意を払わずに、どうやってこの気持ちが生じたのかを考えたほうがいいのです。そのときちょうど頭に浮かんだ考えはどんなものだったのか、と。

このようにして、自分の気分を台無しにするものをじょじょに支配できるようになります。ドイツのジャーナリスト、ペーター・ホールによる次の言葉がこの辺の事情を言いえています。

一日中腹を立てていることはできる。でも、そうする義務なんかない。

第4章 燃え尽き症候群になる10の原因とは

原因1 わたしたちが気づいていない「エネルギーと時間の泥棒」

前の章では、間違った、あるいは束縛する思い込みの及ぼす影響について説明しました。それらの思い込みはエネルギーだけでなく、燃え尽き症候群の人々がいちばん見逃しているもの、つまり時間も盗んでいます。この思い込みにいわゆる「一般化」が含まれていると、これは非常に大きな損失になります。

「一般化」がわたしたちの幸福に及ぼす影響は、常に過小評価されています。詳しい説明はあとにして、おそらく誰もが口にしがちな言葉を例に挙げて説明しましょう。

今日は何から何まで嫌なことばっかり。

ここでの一般化は「何から何まで」です。この他に「決して」「いつも」「絶えず」なども ありますが、これらの単語のいずれかを使ったとたんに、あなたは思い違いへの道を歩むことになります。

そんなはずはない？　では、確認しましょう。ある日のお昼にあなたは思います。

今日は何から何まで嫌なことばっかり。

でも、よく考えてみてください。本当にそうですか？　朝起きてからこれまで「何から何まで嫌なことばっかり」だったでしょうか。

シャワーを浴びて気持ちよく朝食をとったり、ラジオを聞いたのも嫌なことだったのでしょうか。新聞を見て、「あ、面白そうな番組がある」と予約したことも？

どうひねくり返してみたところで「今日は何から何まで嫌なことばっかり」というのは真実ではありません——たとえあなたがすぐには気づかなくても。けれども、この目立たない「嘘」のほうはすぐに気がつくでしょう。そう思ったとたん、がっかりしてやる気が失せるからです。

たったひとつの考え、いや、単語さえ、しなければならないことを無駄に長引かせます。嫌気がさしてコーヒーを飲む人もいるでしょうし、ネットサーフィンをする人もいるかもしれません。もともと時間に追われていれば、罪悪感が生まれてさらに気分が沈みます。

□一般化の罠から抜け出す

「何から何まで」とか「何もかも」などの一般化を避けて、やりたくないと思っているものを具体的に名指しすれば、エネルギーと時間を失わずに済みます。たとえば……

今日はミーティングに出たくない。（今日のミーティングは１時間かかる）

この電話はできたらかけたくない。（電話には10分くらいはかかる）

今日のＰＴＡはまた無駄に長引くにきまっている。（１時間半の予定が２時間になるだろう）

あーあ、冷蔵庫が空っぽだ。疲れているのに買い物に行かなければならない。

(50分かかる)


ひょっとするとあなたは今、一般化せずにひとつひとつを取り上げて確認するだけでいくらか元気が出たことに気づいたのではないでしょうか。

なぜならあなたは今(おそらく、初めて)それまで嫌だと思っていることが実際にどれくらいの時間をとるのかわかったからです。この場合は、あなたが我慢しなければならないのは、合計2時間半になります。

やりたくないことをしなければならないとき、それにかかる時間が短ければ短いほど、やる気が出やすくなります。そして終えた暁にはほっとしてエネルギーが戻ってきます。

□解決策は思いもよらないところに

人々が燃え尽き症候群になるまで自分を追い込む理由は理解できるものが多いのです。家族や同僚、さらには従業員に対する責任感のことも、借金や支払い期限など、経済・財務上の危機のこともあるでしょう。

41歳のときに燃え尽き症候群になり、それまでに築き上げてきたものをすべて捨てようとしたことがあるわたしにはよくわかります。あの頃わたしが恐れたのは、若い頃に苦しんだうつが再発することでした。

わたしにとって幸運だったのは、それを乗り越える方法があると教えてくれる人たちにめぐりあったことです。その人たちの意見を参考に、それまで普遍的であり絶対だと思い込んでいたものがはたして本当に正しいのか、片っぱしから問い直してみることにしました。

そのときすでにゼロからやり直そう、もう失うものはないという心境だったわたしにとって、それはそんなに難しいことではありませんでした。そして、解決策は思いもよらないところに潜んでいることを学んだのです。

ですから、これから紹介する戦略は、ちょっとやりすぎだとか非現実的だとか、それどころかばかげているといった印象を与えるかもしれません。わたしもかつては同じことを思いました。にもかかわらず、やってみた結果、いろいろな意味で報われました。この方法で多くの人々を燃え尽き症候群から解放することができたので、少なくとも数週間はやってみることをお勧めします。アインシュタインはかつてこう言いました。

どんな問題も、それが生じたときと同じ考え方では解決できない。

□のこぎりを研ぐ

燃え尽き症候群から身を守るためには、「エネルギーと時間の泥棒」をできるだけたくさん追い払うことです。場合によっては、これまでの生き方を見直す必要があるかもしれません――こう言うと驚く患者さんが少なくありません。そして、それがどのようなものかをわたしが説明するのを待たずに、決然としてこう言います。

　わたしの場合、とにかくそうしかできないんです。変えることは無理です。

ところがいざやってみると、たいてい違った言い方になります。

　そんなにうまくいくとは思いもしませんでした。何年も苦労してきたのになぜうまくいかなかったのかがようやくわかりました。

目の前のことに気を取られて簡単な解決策を見落としている人がいます。それはちょうど、研ぐ時間はないからと、なまったのこぎりで木を伐るようなものです。それよりも思い切って時間を取ってのこぎりを研ぐほうが、結果的に時間とエネルギーを節約できるのです。

もちろん、のこぎりを研ぐには時間がかかります。そして、ストレスにさらされている人ほど、とうていそんな時間はないと思うものです。けれどもはたから見ている人間には、すぐにもとが取れて時間を節約できることがわかります。

あなたの「エネルギーと時間の泥棒」を暴くこともこれと同じです。ただし、思い込みや一般化、思い違いを捨ててリラックスした生活を送ることができるようになるまでには、少し時間がかかります。

□自分に正直に

仕事に対する不満は燃え尽き症候群の最大の原因です。ただし、これを改善するには、自分自身に正直であることが条件です。ひょっとすると張り切って始めた仕事が今ではすっかり色あせてしまったのかもしれません。もし受け取る給与が一種の慰謝料になっているなら、今こそぬるま湯から出る決意をするときです。

上司とのコミュニケーションが、小言を言われるか残業を命じられるときだけなどという場合も同じことが当てはまります。感謝されない残業にではなく、履歴書を書くことに時間を費やしましょう。

もし、あなたが雇用者なら、頭痛の種の従業員と縁を切るチャンスかもしれません。確かに、優れた従業員を見つけることは簡単ではありません。しかし、時間とお金をかけてもそれだけのことはあります。

形だけの不幸な結婚生活を送っている人は、そのために人生のエネルギーのほとんどを使っていることを知っているはずです。あとどれくらい耐えるつもりですか？　こう尋ねると、多くの人がこんなふうに答えます――家のローンが終わるまで。子供たちが独立するまで。

あなたはそれがあと何年か、計算したことがありますか？　人生はそういう相手と過ごすには短すぎます。特に親は子供たちの手本となるのです。子供のためだと言って別れない人は、無意識のうちに子供たちに次のような考えを刷り込んでいます。

幸せでなくても子供がいるなら別れてはだめ。幸せな家族の幻想のほうが大事だよ！

本当にこれが子供のためになると思いますか？　離婚について考えてはいても、勇気がない場合、またはどうしたらいいかわからない場合は、しかるべき専門家に助けを求めてください。

□あなたの「価値」を見失わない

皮肉なことに、人間の素晴らしい能力のひとつである「共感」は、最大の災いにもなります。自分の要求をほとんど満たすことができないのに、他人が必要とするものを正確に予測できる人もいます。奇妙に聞こえるかもしれませんが、人々が燃え尽きる重要な理由に「良い行い」があります。

言うまでもなく、敬意や慎み深さ、礼儀、責任感などは文明社会の根幹です。しかし、善良で思いやりのある行動とは、自分を犠牲にするという意味ではありません。たとえば、あなたの職場に自分は働かずに常に他人を犠牲にしている同僚、または部下を利用するだけの上司がいたら、これらの人々はあなたの忠誠心にも責任感にもふさわしくありません。

不満足な状況に置かれながらも状況を変えることがなかなかできない原因は、多くの場合間違った思い込みです。たとえば、ただ働きを承知で黙って残業している人はおそらく次のように考えています。

どうせもっといい仕事なんか見つからないに決まっている。

この思い込みは自己暗示でもあり、とても危険です。こう思い込んでいる人は、他の仕事を探そうとすらしません。こう考えてみましょう。

そもそもドイツ語のベルーフ（職業）という言葉は、ベルーフング（神による召命）から来ていて、「天職」という意味がある。わたしにふさわしい仕事があるはずだ。探せば必ず見つかる。

何かの職ではなく、「天職」に打ち込むとエネルギー不足を感じることがずっと少なくなります。これは、仕事がはるかにやりやすくなるためです。創造性と熱意があれば趣味でさえ仕事にできることを、燃え尽き症候群のためにカウンセリングを受けに来た次の男性の例が示しています。

広告代理店で働くその男性は43歳で、上司と担当の顧客からのプレッシャーにさらされていました。希望して入った会社でしたが、今や針の筵になっていました。彼の半分の給料で働くのを厭わない野心的な新人がどんどん入ってきたのです。

最初のカウンセリングでわたしは彼に尋ねました。

「何か夢中になれるものはありますか？」

「旅です。何よりの楽しみなんです。見知らぬ国やその文化を知ることくらい面白いことはありません」

しかし、なぜ旅を仕事にしないのかと尋ねると、その日から突然それまでの輝きが消えました。

「それじゃ食っていけませんよ！」

こう思い込んでいたため、毎日コンピュータ、ＳＮＳ、オンラインマーケティングを扱っていたにもかかわらず、彼はグーグルで「旅行で生計を立てる」をキーワード検索することを考えたことがありませんでした。

わたしの勧めで調べ始めた結果、ようやく旅ブロガーという仕事を、つまりウェブサイトで旅行体験を報告してそれで生計を立てられることを知ったのです。

プロの旅行家の収入は、ブログの更新回数にもよりますが、普通月額２５００ユーロから５０００ユーロの間です。現在、ドイツより物価が安い国が非常に多いことを考えると、旅ブロガーは、贅沢をあきらめなくてもやっていけます。

このことを知った彼はその日の夜には旅行の写真とビデオを見て、ブログを書き始めました。手始めに毎晩1時間ブログにあてたところ、約9カ月後にはすでに3万人を超えるフォロワーがいて、月額８００～１３００ユーロの収益を上げていました。それからさらに半年。初めて2000ユーロを超えたとき、彼は会社を辞めてブログに専念することにしました。燃え尽き症候群はそのずっと前に消えていました。ときには新しい視点を得ただけで思いがけない力が湧いてくることもあるのです。

□何度言われようと間違いは間違い

幼い頃から次のような「金言」を聞いて育ちましたか？

ここに遊びに来ているのではない。

努力なくして成功なし。

人生は甘くない。

喜ぶのはまだ早い。

言い方はいささかきついかもしれませんが、これらの言葉はかつて「出来の良い下げ僕（ぼく）」を教育するのに役立ちました。子供の頃からこれを聞かされていると、人に従い、安易に妥協し、屈服し、抵抗しないようになります。

幸いなことに、今日ではあくせくせずに成功した人生を送っている多くの人々がいます。そういう人々には「どうやってそれを手に入れたか」を聞き、何か見習えることはないかと考えることが大切です。

□アドバイザーを選ぶ

アドバイスを受けるときには、**人を選びましょう**。ずっと独身を貫いている人に、「結婚相手の見つけ方」を尋ねても仕方ないでしょう。

残念なことに、生涯にわたって節約し続け、求められたことを従順に従ってきた人が多すぎます。年金をもらえるまで我慢して、それから人生を最大限に楽しもうという人です。でも、それまで生きられないかもしれません。また、病気や認知症になってしまって人生を楽しむどころではない人も大勢いるのです。

「すばらしい晩年」のおとぎ話を忘れてください。それは、「年金は安全だ」と同じくらい危険な嘘です。わたしはセミナーでよくこう言います。

わたしが信じているのは今の人生だけです！

参加者は一瞬あっけにとられ、それから微笑みます。今の人生とは、わたしたちの人生はいつでも**今このときだけ**だということです。あのプロジェクトが終わったらでも、子供たちが独立したらでも、定年になったらでもありません。

毎日、今日はいいことがあったと思えるように生きましょう。食事を楽しんだり、散歩に出かけたり、本を読んだりしてください。でも、何よりも大切なのは「笑い」です！　妻とわたしは結婚するときにある契約を結びました。それは、人生の終わりまで少なくとも1日1回は相手を笑わせるべし、というものです。

□親のあり方とは？

幸せな子供たちには幸せな両親がいる――そのとおりです。ところが、子供たちのためにと、いろいろな準備をして貯蓄に励んだあまり、一度しかない子供時代――子供たちが好奇心を持ち、ママとパパから人生について学びたいと思っているとき――を見逃してしまった両親は大勢います。

力強く勇敢で、人生を肯定する幸せな人格は、子供たちと一緒に過ごし、「当たり前」だとされていることを鵜呑みにしないように導くこと、そして間違った思い込みの犠牲にならないように守ってやることによって育まれます。ただし、そのためにはまず親がそれを習得していなければなりません。

前に述べたことは、子供たちに自分はすごく優秀で何でもできると思わせるべきだという意味ではありません。どれほどひどい絵を描いてもいつも褒めちぎられていると、将来大学や職場で自己主張するために必要な野心を持てなくなります。

「ヘリコプターペアレント」という表現をご存知ですか？　子供たちが心配で常に子供たちの周りをぐるぐる回っている親のことです。そのために人生に必要な訓練ができなかった子供たちは、どうやって生き残る術（すべ）を学べばいいのでしょうか？

おまけにこういう親はしばしば自分のことを後回しにします。母親や父親として完璧でありたいと思うあまり、子供のことにエネルギーを使い果たしてしまうのです。「ヘリコプターペアレント」が燃え尽き症候群に、そして後にはうつ病になりやすい理由がこれです。無意味な完璧主義を捨てて、子供と一緒に成長するほうがいいのではないでしょうか。

□燃え尽き症候群の人は思い込みの塊である

　数年前、重度の燃え尽き症候群を患っている29歳の女性がカウンセリングを受けに来ました。フリーランスの理学療法士として働きながら4歳の息子を育てていました。ひとり親である彼女にとって、人生は仕事と子育てがすべてでした。

子供が眠りに落ちるとすぐ、彼女はテレビの前で眠り込みました。妊娠中に彼女を何度も裏切った子供の父親とはほとんど連絡がなく、新たな恋人を探そうにも時間も意欲もありませんでした。

　最後に何かで楽しんだのはいつですか？　こう尋ねると、彼女はすぐに手を振りました。

「そんな暇はありません。わたしの両親は遠すぎて子供を見てもらえませんし、ときどき預かってくれた友達は最近引っ越してしまったんです」

　ベビーシッターを雇うことを提案したときも、彼女はだめだと言いました。第一に、経済的な余裕がありません。第二に、信頼できるベビーシッターを見つけるのは難しいからです。第三に、見知らぬ人に預けるのは不安です。

　おやおや……。わたしはわざとこう言いました。

「今のお話には3つの嘘がありますね！」

その女性はむっとしてどういう意味かと尋ねました。

そこで次のような話をしたのです。

その１　経済的な余裕がない！

この女性はマッサージや理学療法で、１時間あたり32〜48ユーロを稼ぎます。それはベビーシッターの３〜４倍の収入です。たとえ幼稚園の送り迎えなどに追加料金を払ったとしても、２時間ほど多く働けば夕方から夜の時間を見てもらえるでしょう。

ちなみに、これはあなたがどういう仕事についているかには関係ありません。たいていは、ベビーシッターに払う金額の数倍の収入になるはずです。もし、そうでないなら、できるだけ早く他の職場を探しましょう。

「経済的な余裕がない」とは、厳密に言えば、「そうする気がない」ということです。

その２　信頼できるベビーシッターを見つけるのは難しい

ドイツでは何百万もの親たちがときどきベビーシッターを雇っています。高校生や大学生、退職した教育者、または少し収入を得たいと思っている主婦など、信頼できるベビーシッターの数は膨大です。幼稚園でも近所でも、スーパーやインターネットで掲示板を閲覧したり、知り合いを通じてでも見つかる可能性があります。

その3　知らない人には絶対に子供を預けたくない

子供が幼稚園に入れば、当然知らない人に任せることになります。子供が必要な社会的スキルを学ぶために、これはとても大切です。両親との絆と同じくらい重要であるだけでなく、他の介護者に馴れることを早い段階で子供たちに教えることも重要です。

さもないと、非常に幼いときに不安障害や他の心理的トラブルの土台ができてしまうかもしれません。なぜなら、幼い頃からお父さんやお母さんしか信用できないと教え込まれたら、当然子供たちは不安になり、就学前でも多面的な回避行動が生まれるからです。

見知らぬ人には**絶対に**（これも一般化ですね）子供を預けてはいけないと自分にも他人にも言うことは、この他にも深刻な結果を生みます。このように考える親は、やがて燃え尽きます。神経がどんどん過敏になっていって、ある日、心ならずも子供たちにつっけんどんな態度で接していることに気がつくことになります。

親の役割だけでなく自分自身の人生があると考えることは、あなただけでなく子供にとってもいいのです。もしお子さんが将来、家族と仕事の板挟みで苦労することを望まないなら、今こそさまざまな思い込みに別れを告げましょう。

ちなみに、子供がいない場合も同様です。心に問題を抱えている人は、自分のことよりも、他人を気にする傾向があります。それは自分の子供とは限りません。姪や甥にはじまり、両親や友人、犬、猫、その他世話を必要としている生き物です。エネルギーと時間を盗むものに気がついて追い払った人だけが、自分を犠牲にせずに他人のためになることができるのです。

原因２「スペシャリスト兼起業家」の罠

自営業者や起業家が平均以上に燃え尽き症候群を訴える理由は、しばしば見過ごされています。彼らは、ドイツの起業家でありセミナー講師であるシュテファン・メラスの言う「スペシャリスト兼起業家」の罠にはまっているのです。その著『成功する起業家への道』[61]（未訳）で、メラスは自営業者と起業家が燃え尽きていく様子をわかりやすく説明しています。

彼らの多くは経営者としての役割に加えて、自分を会社の最高のスペシャリストであると考えています。しかし、それぞれの領域でまったく異なる考え方と行動を必要とするために二重の負担の中で常に視点を変えなければなりません。その結果、絶えず仕事の流れを中断されるので、時間もお金もかかります。

メラスによれば、スペシャリストは会社で働きますが、成功する起業家はもっぱら会社を相手に働く、つまり運営について考えます。彼の最も重要な仕事は、できるだけ「余計者」でいることです。メラスはまた、経営者がいたるところに口を出してはじめて機能する企業はなぜ価値がないのか、その理由も説明しています。

このような企業は、顧客になろうとか投資しようとかいう人たちの興味を引きません。彼らはさらなる飛躍を目指そうとする企業にしか関心がないからです。創業者なしでは回らないとわかるとすぐに興味を失います。その理由は、ボスごと手に入れるわけにはいかないのがひとつ、そしてもうひとつの理由は、このボスは燃え尽き症候群の手前にいるために信頼できないからです。

□職場での燃え尽き症候群はしばしば「思い違い」から

成功した起業家でさえも頻繁に間違いを犯すこと、そしてそれが往々にして燃え尽き症候群につながることを知ったらあなたはびっくりするでしょう。そのわけは、彼らが望みを叶えるのは思っているよりはるかに簡単だということを想像できないからです。最も一般的な思い違いを次に示します。

- 競争相手よりも優れていなければならない。

- 有能な従業員を見つけるのは難しい。
- 顧客はそれ以上支払う気はない。
- 「自営業」とは、自分も身を粉にして働かなければならないという意味だ。

もちろんあなたは、これらがただの思い込みだということにとっくに気がついていますね？　ここである女性の例をご紹介しましょう。

ネイルサロンを経営しているEさんという女性が、燃え尽き症候群の兆候を感じてやって来ました。地方都市の中心にあるEさんの店はうまくいっていましたが、残念なことに、従業員が病気や妊娠で辞めていくことがよくありました。経営者としての仕事に加えて、彼女はネイリストとしても働かねばならず、先に述べた「スペシャリスト兼起業家の罠」にはまってしまいました。

最初のカウンセリングでEさんは言いました。

「良い従業員がなかなか見つからないんです。ドイツにはネイルサロンが5万軒もあって競争が激しいので……」

5分もしないうちに、わたしはこの人が燃え尽き症候群に至った理由がわかりました。そこでちょっとした実験を頼んだのです。最初に、あなたの好きな顧客はどんなタイプか、そして実際の顧客の何%がそのタイプに入るかを尋ねました。答えは次のようなものでした。

- 40～60歳。
- 寛大で親しみやすい。
- 少なくとも3週間ごとに来てくれる。
- 時間的なプレッシャーがない。

Ｅさんの経験では、最初の３つに相当するのは主に次のような女性でした――弁護士、医師、起業家、ブティックのオーナー、企業の中間管理職。ただし、この人たちは常連客の約25％にすぎず、おまけに忙しい人が多いといいます。

次に、Ｅさんにとって理想的な状況をイメージしてもらいました。一瞬ためらってから、Ｅさんは言いました。

- 客の大多数は大好きな人たちである。
- 誰もがリラックスしていて、時間的なプレッシャーはない。
- もっと料金が高くても来てくれる。
- とても気に入ってくれていて定期的に来てくれる。

- 口コミで客を連れて来てくれる。
- わたしは経営に専念している。
- 優秀な従業員がたくさんいるので、指名制で行なっている。

そうは言ったものの、Ｅさんはこれはあくまでも理想であって実際にはそうはいかないと考えていました。けれどわたしにはすでに、このための大まかな戦略がありました。そこで「ブルーオーシャン戦略」と呼ばれるビジネスコーチングの方法を使って、基本的なポイントを説明しました。

１　既存のマーケットで戦うのではなく、新しいマーケットを作り出す。
２　競争をかわす。
３　既存の需要ではなく、新しい需要を開拓する。

予想していたとはいえ、わたしの話を聞いたＥさんは、首を傾げました。大きな会社ならともかく、うちみたいな小さなネイルサロンでもそんなことができるのでしょうか？

半年もしないうちにすべての願いが叶えられたとき、Ｅさんは驚きました。従業員を

2人から5人に増やし、毎週の労働時間は50時間から30時間未満に減りました。

しかし一番良かったのは――追加の広告やより大きな店舗のために1セントも費やすことなく、利益がほぼ倍増したことです。

どうしてそんなことができたのでしょう？　それは顧客の真のニーズを掘り起こして対応したからです。彼女の言う大事な顧客はすべて高給取りでしたが、残念ながら、ネイルサロンの営業時間がこれらの女性が働いている時間とほぼ一致していました。

そこで、わたしたちは競争を避けて新しい市場を開拓する方法をとりました。そのために必要だったのは、ネイルサロンの営業時間を変えることだけでした。午前10時から午後6時の代わりに、午前9時から24時まで営業することにしたのです。週に2日から始めて3日になり、現在はなんと5日です。

営業時間が長いことのもうひとつの利点は、妊娠とその後の育児のために辞めていった2人の元従業員が再び戻ってきてくれたことです。それまでは夫が子供たちの面倒を見てくれるときだけ働いていていました。

他のネイルサロンが夜は開いていなかったため、すぐにお客が増えました。時間のプレッシャーなしにくつろいだ気分で爪を整えてもらえるからと、遠方からもお客が来てくれます。

Eさんが驚いたのは、空いた時間に来られるようになったことを感謝してくれただけでなく、それまでより高い料金を嫌な顔ひとつせずに支払ってくれたことです。おかげで、従業員の賃金を引き上げることができました。その結果ひとりの有能なネイリストが志願してきたのです。

それ以来、この人が店長として店を取り仕切り、Ｅさんは経営に専念できることになりました。燃え尽き症候群が完全に消えたのは言うまでもありません。

□「わたしの場合はそんなに簡単にはいきません」

燃え尽き症候群のセミナーでこのような例を話すと、よく「わたしの場合はそんなに簡単にはいきません」と言われます。現在切羽詰まった状況に置かれているとなかなか想像できないかもしれませんが、これまでのところ、このようなタイプの患者さんはどの人も大幅に良くなりました。

先にお話した「ブルーオーシャン戦略」は、数多くあるビジネスツールのひとつにすぎません。これらが生まれたのは、まさに今日のビジネスにはいまだに多くの間違った思い込みがあるからだということを考えてみるべきでしょう。あなたの燃え尽き症候群の原因が仕事なら、古典的な意味でのセラピーはおそらく必要ありません。日々の仕事に対する見方を変えるだけで十分です。

原因3 完璧主義と自己搾取

親であれ、非営利組織のボランティアであれ、独立した起業家であれ、人々が自分や他人の生活条件を改善するために精力的に努力しているときは、完璧主義になりがちです。

完璧主義のどこが悪いのだろう？　完璧にことを運ぼうとする人は社会の原動力ではないだろうか？

そう考える人は完璧主義とのめりこむことを混同しているのです。文化や科学、医学の世界で偉大な功績を残す人々は、完璧主義者なのではありません。野心的な目標を達成することにのめりこんだ人々です。

完璧主義者とは違って彼らは間違いを犯すことを恐れません。それこそが成長と進歩を生み出すものだからです。進化の新たな段階はそんな簡単なものではありません。間違いを犯してそこから学ぶことで進歩するのです。このサイクルには終わりがないのですから、完璧主義ではありません。有名な起業家であり発明家でもあるエジソンの言葉は永遠です。

もしあなたがあまり成功していないなら、もっとたくさん失敗をすることだ。

□完璧主義は自己搾取である

完璧さを人間が追い求めることからして矛盾があります。人間と完璧という言葉はそもそも相容れないからです。人間の特性は成長であり、生命、多様性、そして変化する能力です。ところが完璧主義はまさしくこの正反対なのです。何かが完璧だとしたら、今の状態を破壊せずに何かを追加したり削除したりすることはできないからです。完璧であろうとする人はおそらく次のように考えています。

たとえそのために自由な時間がなくなっても、家族や仕事のためにわたしはすべてを捧げる。他人のために自分の欲求をひっこめるつもりだ。

このような考えは必然的に自己搾取につながります。よく引用されている燃え尽き症候群の文献には、このような自己犠牲的な行動に対する感謝が十分でないことが、燃え尽きた後に抑うつになる原因だと書かれています。

本当にそうでしょうか？　なぜなら、感謝されたり称賛されたりすることには慣れっこのはずの人々も燃え尽き症候群に苦しんでいるからです。

トップアスリートや有名な俳優、一流シェフも、まわりから評価されていない会社員や絶えずストレスを感じている自営業者も同じように燃え尽き症候群になります。それでは、本当に役立つ治療とはどんなものでしょうか？

□燃え尽き症候群の最良の治療法・過激な自己愛

燃え尽き症候群の速くて効果的で、かつユーモアのある治療法をご紹介しましょう。それは「過激な自己愛」です。自分を大切にする生き方ほどバッテリーを早く充電する方法はないことがわかれば、他人から認められたいという気持ちがなくなります。自分を親友や恋人のように扱う人は、他人のためにも穏やかさと強さを発揮できるのです。最も素晴らしい副次的な効果は、本人の魅力が増すことです。ぜひ試してみてください！

ありのままの自分を愛せば、他人のために自分を犠牲にしていたときよりも人の関心を引きやすくなります。もちろん、これは自分のことばかり考えてまわりを粗末にするという意味ではありません。エゴイズムとは似て非なるものです。

まず、真剣に恋することがどういうことかを思い出してください。あなたが純粋に人を愛したときの気持ちを、そのまま自分に向けるのです。どうでしょう。できますよね？　もっとよくわかっていただくために、ちょっとした実験をしてみましょう。

□まず、思考実験を

恋に落ちたばかりのとき、その恋人を連れずにパーティーに行ったことがありますか？　おそらくあなたはその夜は普段よりもモテたのではないでしょうか。恋する人は誰でも、ある磁力を発散して人を引きつけるからです。

逆も真なりです。孤独で悲しいとき、気持ちを変えようとしてパーティーに行っても、うまくいくことは滅多にないでしょう。情熱的で刺激的な会話に加わる代わりに、ぱっとしない人たちと一緒にいることになるからです。ここにも一種の磁力がありますが、残念ながらそれは楽しいものではありません。

このような好ましくない磁力を逆転させることはそれほど難しくありません。というのは、人を引きつける力は、誰かに愛されているときだけではなく、自己愛を「練習」することによってても手に入るからです。ここでわたしが「練習」という言葉を使ったのは偶然ではありません。

自分を愛する訓練をしたことがない人は、段階的に取り組む必要があります。けれども、燃え尽き症候群になる人は、実はひとつ有利な点があるのです。このような人たちは、他人を思いやる能力は人よりもあるのが普通だからです。ですから、これは決して難しいことではありません。愛情を傾ける方向を変えるだけなのですから。

まず、あなたを心から愛している人があなたのためにすばらしい一日を過ごしたいと思ったら、どんなことを計画するだろう、と考えることから始めます。お気に入りのレストランを予約する、郊外でピクニックをする、前からあなたが行きたがっていた展覧会に行くなど、それこそいろいろ思いつくでしょう。これらをみな、自分のためにするのです。

次に、あなたを深く愛している恋人がいたら、自分はどんな暮らしをしているだろうかと想像してみてください。アメリカにはこんな言葉があります。

「何かを望んでいるなら、すでに実現したかのように振る舞いなさい」

具体的に説明しましょう。美しい花束を買ってきて、これは恋人が自分のために用意してくれたと想像します。あるいは大好きな食べ物にこんな付箋をつけて冷蔵庫に入れます——また会うときまで。それからむろんおしゃれをするでしょう。

妻とわたしは多くの人々にこの過激な自己愛を試しにやってみるように勧めました。その中で特に印象に残ったのは、ほぼ13年の間、心ならずも独身生活を送っていた妻の患者さんでした。45歳の魅力的な女性でしたが、それまでパートナーを見つけることができなかったのです。
しかし、３週間この「自己愛レッスン」をしたところ、大きな変化がありました。魅力のある男性が２人も、彼女に近づいてきたのです。今ではそのひとりととても幸せな結婚生活を送っています。

□完璧であることを期待されたら？

カウンセリングをしていると、始終「わたしは完璧主義者ではありません。上司に要求されているだけなんです」という人に出くわします。長い間自分や家族よりも上司を優先してきた人は、自分に次のように問いかけてみてください。

この上司の下で働けと命じているのは誰だろうか？
もっと良い仕事を見つけるのは本当に難しいのか？
それともそれは思い込みのせいだろうか？

一般的に言って、人生を変えたいと思ったときに邪魔をするのは次のような考えです。

- わたしは年を取りすぎている。
- 必要な資格を持っていない。
- 他では今と同じようには稼げない。
- 新しい職場は遠すぎる。
- どこへ行こうとどうせ同じだ。

これらの思い込みは広く行き渡っており、本当に正しいのかどうか検証されることは滅多にありません。けれども、もしあなたがこれまで一度も他の職を探したことがないなら、これらがみな正しいとどうしてわかるのでしょう？

□経営者も完璧主義の罠にはまる

残念ながら、あなたが経営者でも、完璧主義の罠に陥らないとは限りません。完璧主義は何が何でもすべてをコントロールしなければ気が済まないという形で現われます。特に中小企業の経営者はあらゆる決定を自分が承認することにこだわります。

従業員の数にもよりますが、このために労働の半分を費やすことも珍しくありません。経費をチェックし、従業員の質問に答え、誰がいつ何をするかについて明確な指示を与えなければなりません。けれども経営者の生産性とはこういうものではありません。

前にもお話したティモシー・フェリスは、著書『「週4時間」だけ働く。』[62]で、このような表に出ない完璧主義を最小限に抑える素晴らしい方法を紹介しています。

アカウントマネージャーが細かいことまでいちいち自分に聞いてくるのに業を煮やしたフェリスは、100ドルまで従業員の自由裁量を認めることにしました。見込み違いで損を出しそうな場合でも、100ドル以内なら判断はアカウントマネージャーに委ねられます。

その結果は驚くべきものでした。彼らはより主体的に行動するようになったのです。従業員のためにフェリスが仕事を中断することも大幅に減りました。こうして社内の数多い小規模な案件がはるかにスムーズに片付くようになったために生産性が向上し、利益が大幅に増加しました。フェリスにとって、このちょっとした変更はあらゆる意味で成功でした。

原因4 代理満足および気づいていないボトルネック

わたしたちがありのままの自分で気持ち良くいられるかどうかは、「ボトルネック」と呼ぶものに影響を受けます。ボトルネックとは、「物事がうまく進まない部分や要因」のことです。

光が足りない花にいくら水をやっても役に立たないのと同じように、人間の場合もいちばん欠乏しているもので心地良さが決まります。たとえば自由時間が少なすぎると、給与が上がってもあまり役に立ちません。おそらく増えた収入を心理学でいう「代理満足」（本当の欲求は満たされないまま、代わるもので満たそうとする）に使うだけでしょう。自由な時間は足りないままです。

実際のボトルネックがどこにあるかを知ることは、それほど簡単ではありません。愛や感謝が欠如している人、お金や時間が不足している人、あるいは健康的な食事や定期的な運動をするための自制心が足りない人もいます。

ボトルネックはまた、ホルモンやビタミン、ミネラル、ＢＤＮＦタンパク質にいろいろな影響を与えます。身体的な不調のことも精神的なもののこともありますが、普通はこの２つが相互に働いています。

何か問題が起きると、わたしたちは一番簡単な解決策を探そうとします。アメリカのコメディアンのオリバー・ハーディとスタン・ローレルのコンビにこんなコントがあります。街灯の下でスタンが何かを探しているのをオリバーが見ています。オリバーはスタンが車のキーを失くしたことを知って探すのを手伝います。さんざん探したのに見つからないので、オリバーはスタンに「ここでキーを失くしたのは確かなんだな」と言います。スタンの答えはこうです。

「違うよ。失くしたのはあっちの公園だよ。だけど、ここのほうが明るいからずっとよく見えるだろ」

こんなばかげたことはあなたには絶対に起こらないでしょう。それとも？

カウンセリングをしながらわたしがつくづく感じたのは、人間というものは、実際のボトルネックはまったく違うところにあることに気づかずに、もっと暮らしが安定していてお金があって余暇があれば幸せになれると考えているということでした。

毎晩疲れきって憂うつな思いで帰宅する人々は、もっと自由時間があれば問題は解決すると思いがちです。でも、もしボトルネックがむしろ感謝や喜びの欠如にあったらどうでしょうか？　上司や同僚からもっと認められ感謝されたら、元気になるのではありませんか？

あるいはもっと楽しい別の仕事を探したら？　たとえ同じ時間働いていても、仕事を終えたあとで家族や友達と過ごす気力があるのではないでしょうか。

この問題を解決するのはなかなかやっかいなために、自分の本当のボトルネックに直面するのは時としてつらいものです。そこでこういうことが起こります。はたから見るとすべてを持っている——素晴らしい家族、安定した仕事、良い友達、十分な自由時間にもかかわらず、燃え尽き症候群を訴えたり、うつ病になったり、不安障害を発症したりする人がいるのです。

彼らは心のどこかでとっくに何かが変わりつつあることを感じています。ところが、頭ではそれを認めず、そのための行動を取ろうとしません。

その結果として生じる圧力が非常に大きくなると、人生の計画をひっくり返します。いわゆるミッドライフクライシス（中年の危機）です。しかし、そのとき自分の本当のボトルネックを見つけて修正すれば、これは避けられるのです。

さて、患者さんの多くがボトルネックを突きとめることができたテクニックを紹介する前に、ひとつ例を挙げて説明しておきます。

２０１７年に、ひとりの実業家がやってきました。妻が離婚を望んでいるというのです。

「わたしには理解できません。妻には何不自由のない生活をさせています。かわいい子供が２人いますし、大きな家に住んでいます。家政婦、庭師、掃除人が定期的に来ています。働く必要もなく、やりたいことが何でもできるのです」

彼の話はかなり長い間続きました。そして、問題は妻にあると言い張りました。ところが奥さんと過ごす時間はどれくらいですかと尋ねたとき、彼は少し声を落として、一緒に過ごす時間が短すぎると不平を言われていたことを認めました。

その男性は妻の本当の望みを理解していませんでした。彼女が求めていたのは夫と過ごす時間だったのです。わたしはできるだけ早く2人で長い旅に出るように勧めました。そして離婚の話はそれきりになりました。

この男性のボトルネックに、あなたもすぐに気がついたでしょう。誰でも自分のことより他人のことのほうがよくわかるものなのです。ですから、あなたが、自分の本当のボトルネックに気がついているかどうかを確認してみましょう。必要なものは、紙、ペン、はさみ、そして約30分です。

□「大事なもの」と「目指すもの」をリストアップする

紙を手に取って、縦にふたつに切ります。

片方には、人生における10の大事なものを選んで均等に書き入れます。このとき、あまり考えずにさっと頭に浮かんだものにしてください。次に、もう片方の紙にやはり10

の目指すものを選んで同じように書き留めます。

このとき、この2つがダブることも珍しくありません。たとえば忠誠心は多くの人にとって非常に価値がありますが、同時に目標になることもあります。同じことが自由や安定、愛にも当てはまります。

できたらすぐにこのレッスンをやってみてください。両方の紙きれにそれぞれ10の「大事なもの」と「目指すもの」を書いてから先を読んでください。


終わりましたか？　では、紙をばらばらにカットして、一枚にひとつ大事なものが書かれているようにしてください。自分にとって重要なものの順に上から並べていきます。同じことを「目指すもの」の紙で繰り返し、それらを「大事なもの」の右側に置きます。こうして20枚の紙が並びます。

そこに書かれたものがあなたの人生の方向性を決定するモチベーションとなります。興味深いことに、このテストで非常に基本的なものを「忘れている人も」います。患者さんとこのレッスンをすると、健康に問題があるからカウンセリングに来ているのに、健康をリストアップするのを忘れているということがよくあります。

リストアップするのを忘れたものがあったら、もちろん修正できます。しかし、それらを心から大事に考えてはいなかったことを忘れないでください。この表の例を次に示

大事なもの	目指すもの
1　職業人として認められること	1　健康
2　裕福な暮らし	2　心の安定
3　安定した経済力	3　パートナーとの良い関係
4　自由	4　子供をもつ
5　独立	5　裕福な暮らし
6　愛	6　結婚
7　友情	7　もっと多くの自由時間
8　誠実さ	8　庭付きの家
9　寛大さ	9　在宅勤務
10　調和	10　もっと多くの気晴らし

します。

このリストを見て、何か気になったことがありませんか？　そう、一部に矛盾があるのです。「大事なもの」のリストをみると、職業人として評価されること、裕福な暮らし、経済的な安定が非常に重要になっています。ところが、「目指すもの」のリストを見ると、健康と心の安定、パートナーとの良い関係があげられています。

しかし、あなたががむしゃらに働いてたくさんのお金を稼ぎたいと思っているなら、心の安定という目標には決して到達できません。おまけに、健康とパートナーとの良い関係の両方が長い残業時間と絶え間ないストレスに損なわれる可能性のほうがはるかに高いのです。

もちろん、あなたはこう言うかもしれま

せん。「まず十分なお金を手にして、それから、他のことをする時間を手に入れます」しかし、そうはいきません。1セントでも節約してお金を貯めて、1年か2年後に仕事を減らすようにはならずに、生活水準が自動的に上がって、なくてもいいものを買うようになるのがオチです。これはごく普通のことです。なぜなら、長い間無理をしていると、誰でも何らかの形で報酬が欲しくなるからです。

□「大事なもの」と「目指すもの」との間に矛盾があったら?

この2つがお互いにぶつかり合うやいなや、あなたはもはや本当にあるがままで心地良いとは感じなくなります。現在のやる気を起こさせる個々の要素は、もはや相容れません。先の例では、自由と独立は非常に重視されていますが、結婚や子供、庭のある家に対する憧れもあります。

この明らかな矛盾を解決するには、これらを単なる言葉だけでなく、実際の自分の状況に即してよく考えてみたうえで、必要とあらばその重要性を入れ替える必要がありま す。新たに定義し直したり、具体的に表現してみるのも役に立ちます。たとえば、パートナーとの良い関係を目指すなら、自由と独立を大切に考えながらも、子供も欲しがっているパートナーを探そう、というふうに考えてみてください。

このリストを調整してすべてが同じ方向へ向くようにすれば、はるかに生きやすくなることに気づくでしょう。ただし、このリストは永遠ではないことを覚えておいてください。数カ月ごとに自分の人生と比較し、必要に応じて修正を加えてください。

明確な価値観や目標を選択して意識的にそれを実践することは、正しい軌道に乗っているかどうかを知らせるコンパスを内に持っているようなものです。その結果、求人や将来のパートナー、あるいは手に入れようとしているものが本当に自分が目指している方向へつながるのかどうかを判断できるようになります。

原因５　ヘルパー症候群

この名前が示すように、「ヘルパー症候群」は人を助ける職業の人々に多く見受けられます。これには、たとえば、教師、医師、看護師、警察官、幼稚園の教諭、介護士、心理学者だけでなく、思いやりのある親も含まれます。

献身的に人の世話をすればするほど、自分のことになると無力に見える人がいます。この「無力なヘルパー現象」は、精神分析医のヴォルフガング・シュミットバウアーによって１９７７年に初めて報告され、それ以来ヘルパー症候群として知られています。

一般的な説によれば、患者は自分の求めているものを表現できないために、過度に他の人を助けることによってこの不足を補っていることになっています。また、ヘルパーという職業を選択する動機となるのは、自己愛の欠如であると考えられています。隣人愛よりも他人から愛される、少なくとも認められ感謝されたい欲求のためだというのです。

個々のケースを見れば当てはまる場合もあるかもしれませんが、これらの職についている多くの人についての説明としてはこの説はとうてい不十分です。それだけではありません。この仕事に真剣に打ち込んでいる大勢の人を貶（おとし）めています。ヘルパー症候群が発生するのは、実際にはまったく異なる理由、つまり単に時間がないということなのです。

時間と戦いながら毎日命を救う人、人数の多すぎるクラスで授業をする人、世話をする人が多すぎて手の回らない人たちは、大きな問題を抱えています。常に時間が足らないので、辛抱強くそして愛情を込めて世話をしたいと思ってもできないのです。ヘルパーという職業が実際にどうあるべきかについての知識と、厳しいタイムスケジュールによって実際にできることとの間の絶え間ない矛盾のために、「無力なヘルパー」はまず燃え尽き、そのあとでうつになってしまうことさえあります。

さらに悪いことに、目標を達成できないために、多くの人は良心がとがめています。

したがって、再び元気になるための助けを呼ばずに無意識のうちに自分を罰することは、決して珍しくありません。

□システムにエラーがある

ヘルパー症候群を引き起こす原因のうち、自己愛の欠如よりもはるかに一般的なのは、政治の無策です。健康と教育分野の問題[63]はずっと前からわかっていたにもかかわらず、何も変わらないからです。それどころか、教育予算に関する限り、ドイツはヨーロッパで最悪です。[64]ですから、教師という重要な職業に就こうという意欲のある人が少なくなっても不思議ではありません。

しかし、政策をすぐに変えることは難しいものです。ですから自分自身をアクティブにして、かつて望んだ仕事を再びやりがいのあるものにするよう、努力するほうがいいのです。独立したり、心の通う仲間と一緒に働くことを考えてもいいかもしれません。

あなたのヘルパー症候群が実際には自己愛の欠如が原因であると感じたなら、わたしのアドバイスは、自己愛を「大事なものと目指すものリスト」の一番上に置くことです。それでも支援が必要な場合は、専門家に尋ねてください。

数カ月間、自分を第一に考えて暮らしてみれば、エネルギーと情熱が戻ってきて、自分の天職だと思う仕事に邁進できることがわかるでしょう。この「健全なエゴイズム」になかなか馴染めない人には、次のたとえが役立つかもしれません。

定期的に充電されるバッテリーだけがエネルギーを与えることができる。充電されていない、あるいはその頻度が非常に少ないバッテリーはすぐに使用できなくなり、環境への負担となる。

社会はあなたのような人々を必要としています。だからこそ自分を大切にしてください。そうしてはじめてあなたもまわりの人も得るものがあるのです。

原因6 絶えず人と比べる

人生のすべてを持っているように見える人々がいます。素敵な家、素晴らしい家族、仕事での成功。ところが驚くことに、燃え尽き症候群とうつ病に襲われる人はこのグループに多いのです。ただあまり知られていないだけです。そういう「恵まれた人」と自分を比較するというなら、その人の全体像を実はほとんど知らないことを承知のうえでしてください。

□隣の芝生は青い

少し前にあるジャーナリストからこんな挑発的な質問をされました。

「重度の燃え尽き症候群になるにはどうすればいいのですか？」

わたしは笑って答えました。

「いろんな方法がありますよ。たとえば、仕事に対する大きな不満、それから絶えず他人と比べる、この２つが組み合わされれば間違いなしですね」

デンマークの哲学者、セーレン・キルケゴールは、すでに１００年以上前にこう言っています。

人と比べることは幸福の終わりであり、不満の始まりである。

隣の芝生は青く、同僚はわたしより早く出世し、妹は姉のわたしより美人だ——他人と比較するときはいつも、自分に足りないもの、まだ達成されていないもの、つまり失敗と損失に焦点が当てられるために欲求不満は避けられません。その結果、あなたは嫉妬し、不安になり、次第に自信を失っていきます。
他人のほうが優れていて幸せで、成功するという考えは無力さにつながります。自分に対する要求はますます高くなり、ＴｏＤｏリストは長くなるいっぽうです。
これらすべては、毎日新しい比較資料を提供するＳＮＳによっていっそう激しく強化されています。ベルリンとダルムシュタットの大学による共同研究でフェイスブックが人々を嫉妬させているという結果が出ましたが、[65] さもあらんと思います。ＳＮＳは比較だけでなく消費も煽っています。つまり――

見も知らない人を感心させるために、なくてもいいものをなけなしのカネで買う。

というわけです
幸福についての研究によると、物質の消費は幸福につながるのではなく、銀行口座のマイナスにつながるだけであり、危険な悪循環を引き起こす可能性があるといいます。不満と失望は消費することによって見せかけの満足感へと導く→経済状態が悪くなる→（たいていは気の進まない仕事で）さらに働く→働き過ぎになる→不満と失望に襲われる。これがその悪循環です。
常に人と比べている人は、人間はそれぞれだということを見落としています。もちろん、どの分野にも必ずあなたより優れた人がいるでしょう。なにしろ75億人も競争相手がいるのですから。

ただし、次のことも忘れないでください。いつだってあなたより出来が悪く、魅力がなく、教育のない人はいるのです。問題は、何を目指し、何に自分の力を注ぎたいかということです。ここで第２章でも登場させたカーネギーの言葉を。

幸福はあなたが誰であるか、何を持っているかではなく、何を考えているかで決まる。

何を考えるか、それを決めてそのことに責任を持つのはあなただけです。他人の華々しい人生を眺めてばかりいて自分をただの見物人に格下げするのかどうか、それを決めるのもあなたです。あるいは、もっと意味のあることに時間を費やすかどうかを決めるのも。たとえば次のように問いかけてみてはいかがでしょう。

- 今日感謝できることは何だろう？
- わたしがもっと楽しみたいのはどんなことだろう？

・いま、この瞬間に誇りに思えることがあるとしたら、それは何だろう？

原因7 仕事と心理的欲求の食い違い

誰もが天才だ。しかし、木に登る能力で判断されたら、魚は一生、自分はばかだと思い込んで生きることになるだろう。

アルベルト・アインシュタイン

この言葉は人を同じ物差しで測っても意味がないことを非常にうまく説明しています。誰にも独自の長所、短所、好き嫌いがあります。ある種の行動パターンが非常に簡単な一方で、他の行動パターンが性(しょう)に合わないように思えるのはそのためです。自分の本性に合わない仕事は大きな負担になりますが、適していればラクにこなせるのです。

□LABプロファイル

すべての職場に最適な人材を見つけることができるように、コミュニケーショントレーナーのシェリー・ローズ・シャーベイとロジャー・ベイリーは、１９９０年代にいわゆるＬＡＢ（ラブ）プロファイルを開発しました。

ＬＡＢプロファイルとは「言語と行動のプロファイル（Language and Behaviour）」の略語で、さまざまな言語と行動のパターンのリストで構成されています。これによって人々がどのように情報を処理するのか、どうすればやる気になるのかがわかります。ＬＡＢプロファイルの中から、対照的な心理的欲求のパターンをいくつか紹介します。(66)

1　オプション型 vs. プロセス型

この名称が示すように、「プロセス型」の人は何をするにも手順が必要です。この人たちにとっては、たとえば日常業務は決まった順番に従っていることが非常に重要です。何をいつどの順序で行うかを知ることで、安心感を得るからです。

一方、「オプション型」の人は、そういう手順を自分たちの自由を制限するものだと感じます。その人たちにとって重要なのは結果だけであり、そこへ達する方法は柔軟に選択したいと考えています。固定された手順に従うことを強いると、彼らは不満になり、ついには体調を崩すこともあります。

次の例は、心理的欲求を把握し、それに応じて行動することがいかに重要であるかを物語っています。

Tさんは、倉庫の電子部品の発送を担当していました。上司が退職したので、Tさんは最古参の社員としてその地位を引き継ぎ、はじめは昇進をとても喜んでいました。ところが、ほんの数日後には、喜びが奇妙な憂うつに変わったのです。

今ではTさんは以前とはまったく異なる業務を受け持っていました。中でもとまどったのは、一日として手順が同じではないことでした。部下の訴えに耳を傾けるかと思うと、オンラインマーケティングの収益性を確かめ、はたまた販売に加える商品と除く商品を決めなければならないといった具合です。

絶えず新しい仕事に向けて心の準備をすることは、わくわくするような挑戦ではなく、単なる負担になりました。以前は常に何をすべきかが正確にわかっていました。入荷商品を確認してそれに見合った棚に収め、在庫を更新し、注文のあった商品を梱包して発送の準備をします。Tさんが安心して働くにはこの手順が必要でした。

燃え尽き症候群ではないかと疑ってわたしたちのところに来たとき、わたしは最初にTさんの職場での状況について聞きました。勤務時間は以前と変わりませんでしたが、一日の終わりに充足感を感じられなくなったとのことでした。

Tさんが「燃え尽きた」のは、手順に従うという心理的欲求が満たされないことが原因だということは明らかだったので、健康上の理由で元の役職に戻りたいと申し出るように勧めました。幸い、これはスムーズにいきました。Ｔさんほど倉庫の管理に精通している人は他にいなかったので、彼の昇進以来多くの手違いが起きていたからです。元の職務に戻って数日後、燃え尽き症候群の症状は消えました。

自分の基本的な心理的欲求を知らない、または無視している人は、心理的なトラブルが起きやすいといえます。ストレスの多い状況に頻繁にさらされている人は特に注意が必要です。なぜなら、そのときにはわたしたちは普段よりもいっそう馴染みのパターンの中に安心感を求めようとするからです。

もっとよくわかっていただけるよう、ＬＡＢプロファイルからいくつかのパターンをまとめました。

2　主体・行動型 vs. 反映分析型

「主体・行動型」の人はまわりのことは気にせずに主体的に行動します。一方、「反映分析型」の人は、指針を必要とします。非常に有能な働き手になれますが、すべきことを正確に伝えて、スケジュールが守られるようにするための誰かが必要です。これに反して主体・行動型の人は、「ちょっと待て」と言われると不愉快に感じます。

3 目的志向型 vs. 問題回避型

「目的志向型」の人は自分が何を望んでいるかを正確に知っています。たとえば住まいを探すときには、大きな窓、寄木細工の床、バスタブ付きのバスルーム、大きなキッチンなど希望条件をリストアップします。

一方、「問題回避型」の人は、望んでいないものをリストアップします――部屋が暗いのは困る、カーペットは嫌いだ、シャワーしかないバスルームも困る、狭いキッチンも嫌だ。

2つのプロファイルの違いは重要ではないように見えるかもしれませんが、そんなことはありません。なぜなら、目的志向型の人は望むものを手に入れやすいのに対して、問題回避型の人々はしばしば安易な妥協をすることになるからです。

自分が欲しくないものはわかるが何を望んでいるのかはよくわからない人は、たまたま出合った物件で手を打つことがよくあります。このタイプの人は、間違いを見つけ、排除し、プロセスを最適化するような職業に向いています。税務監査人、製品テスターまたはシステム管理者などがいいでしょう。

一方目的志向型は、何か新しいものを作る、設定された目標を達成する、あるいはそれを超えることに意欲を示します。彼らは建築家、営業担当者、あるいはソフトウェア開発者などに向いています。

自分に「ピタッとはまる」パターンを知ることは、職業を選択することをより簡単にするだけでなく、燃え尽き症候群を発症するリスクも減らします。

4　内的基準型 vs. 外的基準型

他人から何々をしなければ、と言われると、「内的基準型」の人はすぐに気分を害します。そんなことは自分が一番よく知っているとの自負があるからです。彼らは自分で決めて他人の意見に依存しません。一方、「外的基準型」の人たちは意思決定する際にまわりから背中を押してもらう必要があります。彼らはまず他人の意見に耳を傾けるだけでなく、たいていはそれに従います。

□心理的欲求を満たせばストレスは消える

過度のストレスは、燃え尽き症候群の発症に重要な役割を果たします。ただし、基本的な心理的欲求が満たされていれば、ストレスがなくなることがＬＡＢプロファイルによってわかります。

「内的基準 vs. 外的基準型」の例で説明しましょう。

ダンスパーティのドレスを買うために、外的基準型の女性Ｈさんが友人に一緒に行ってもらうことになりました。次々と試着しますが、ちっとも決められません。

時間は過ぎ、20着ものドレスについて意見を述べたあとで、友人はいらついて言いました。

「いい加減に決めなさいよ。着るのはあなたであって、わたしじゃないんだから！」

「ごめんなさい。無駄足をさせてしまって」

こうして2人はむっつりとしたまま店をあとにしました。

友人がHさんのタイプを知っていたら、結果は非常に異なっていたでしょう。最初によく似合うドレスが見つかったときにすぐこう言ったかもしれません。

「とってもよく似合うわ。わたしはこれがいいと思う。でも、念のために店員さんにも聞いてみましょうよ」

そして、「お似合いですよ」と言われたら、これで一件落着。Hさんは友人に感謝して、2人は気持ち良く帰っていったに違いありません。

外的基準型の人が、キャリアのはしごを登って突然すべての決定を自分で行わなければならなくなったときに燃え尽きる危険にさらされる理由は、これでおわかりでしょう。

原因8 頸椎の不調からくる細胞代謝障害

燃え尽き症候群につながるものとしては、首の不調からくるストレスのほうが職場でのそれより大きい場合があります。わたしたちが日頃口にしている次のような言葉からも、首が急所であることがわかります。

- 首が飛ぶ
- 首がつながる
- 首を賭ける
- 首が回らない

首は文字通り思考と行動を結びつけています。脳と身体の完全なコミュニケーションは、背骨に沿って行われるので迷走神経が特に重要です。「心と身体」の情報交換は、首に何も問題がなければスムーズに行われます。

□首の痛み――非常に危険

家事やスポーツをしているとき、または路上での事故により、首の支持靭帯（しじじんたい）が伸びきってしまうことがよくあります。通常、頸椎（けいつい）外傷または頸部（けいぶ）外傷、あるいはむち打ち症などと言われます。その後、しばらくの間、首は安定しなくなり、脳神経と脳への血液供給に対する保護機能の一部が失われます。

ひびの入った首の動きによって挟まれた血管は、もはや最適な状態で脳に酸素と栄養を供給することができません。細胞代謝が長時間妨げられると、疲労や集中力、知覚障害につながります。どれもが燃え尽き症候群の人々がしばしば訴える症状です。

首が安定していないことによって引き起こされるさまざまな脳神経への刺激はたいへん危険です。内科の専門医であるボド・ククリンスキと生物学者のアーニャ・シュミオネクの著書[67]には、このような場合に発生する可能性のある多くの症状が記載されています。たとえば……

- 腕や手のしびれ
- 頭痛の発生の増加
- ぼやけた視界

- 夜間の鼻の腫れ
- めまい、または吐き気の増加
- 特定のにおいに対する突然の過敏症
- 突然誤嚥（ごえん）する、あるいは気管に入る
- 朝方の肩と首の痛み
- 突然の発汗
- 突然の睡眠障害
- 夜間または午前中の頻繁な尿意
- 動悸、不整脈、高血圧
- 過呼吸
- 消化不良

ちなみに、これらの症状は、事故の直後に現れるとは限りません。数時間または数日の遅れで発生することもあります。燃え尽き症候群がスポーツによる怪我、事故、または肉体の酷使などから起きた場合、次のような応急措置を通じて自然に回復する可能性が高いといえます。

□頸椎外傷が疑われる場合

一番大切なのは、**首を保護することです**。完全に回復するまで、脊椎または頭に衝撃を受けやすいスポーツは避けてください。

- サッカー、ビーチバレー、テニス、スカッシュ、ラグビー
- スキー、スノーボード、アイスホッケー
- モトクロス、カート、乗馬
- ほとんどすべての武道

伸びてしまった靭帯(じんたい)が再び機能するまでの必要な時間は、一概には言えません。予防策として、少なくとも6週間はストレスの多いスポーツを避ける必要があります。**だからといってスポーツをやめてしまってはいけません**。すでに第2章でお話ししたように十分な運動は、BDNFタンパク質を生成し、過剰なキヌレニンから脳を保護するための基本的な要件だからです。したがって、保護とは何もしないことではなく、しばらくの間、ウォーキング、クロスカントリースキー、ハイキングなどの比較的穏やかなスポーツに切り替えることを意味します。

次の分野のいずれかに特化した治療を受けるのも役立ちます。頭蓋仙骨療法（クラニオセイクラル・セラピー）、フェルデンクライスメソッド、それから特にお勧めしたいのはドイツの心理療法士によるポール療法です。

□コルセットは害になることも

ちなみに、コルセットの義務的な着用は、現在多くの医療専門家によってかなり批判的に見られています。これにより、すでに損傷している靭帯が過度に伸びるのを防ぐことができますが、そのために大きな代償を払うことになるからです。わずか2日後に**首の筋肉が衰えてしまうのです。**まさにこの筋肉が（支持靭帯のように）首の保護と安定のために働いているのです。したがって、頭を自然に動かし続けることが重要です。ただし、速過ぎる動きと強いストレッチは数週間一貫して避ける必要があります。

□見立て違い

頸椎の外傷の結果として、迷走神経または交感神経の長期にわたる刺激がある場合、医師がややもすると誤診してしまうような悪循環が生まれます。炎症を起こした迷走神経は、専門家の間では耳鳴りの主な原因であると考えられています。
しかし交感神経系の刺激が繰り返されると、わたしたちの身体は尿を介してマグネシウム、カリウム、亜鉛を過剰に排出します。特に亜鉛欠乏症は、他の多くの疾患を引き起こす恐れがあります。この点について内科医のククリンスキとシュミオネクは、次のように説明しています。

亜鉛欠乏症は、ビタミンB1（エネルギー代謝）とB6（アミノ酸代謝）を減らし、攻撃的な物質（ラジカル）に対する身体の保護を低下させ、女性ホルモンのエストロゲンを増加させ、腸内の消化酵素の有効性を低下させるため、消化不良がさらに悪化する。これが続く場合、過敏性腸症候群、多くの食品に対する不耐性または炎症性腸疾患（潰瘍性大腸炎またはクローン病）などの疾患も発生する可能性がある。

ただし、これを読んで、それなら亜鉛錠剤を飲めばいいと考える人には警告しなければなりません。痛めつけられた身体はそんなに簡単には亜鉛錠剤に耐えることができないからです。さらに、こういうときにはひとつの物質が不足しているだけでなく、ミネラル、微量元素、アミノ酸、ビタミン、脂肪酸のバランスが崩れていることが多いからです。

□微量栄養素を正しく摂る

これについては第2章ですでに触れましたが、非常に重要なので、ここでもう一度お話しします。

想定される微量栄養素の不足を自分で調整してはいけません。薬局、ドラッグストア、およびインターネットで売られているさまざまな製品がどれほど魅力的でも、これらがあなたに不足しているものをカバーできることはきわめてまれです。

それは自分のサイズと自分に似合う色を知らずに服を買いに行き、最初に勧められた品を身につけるようなものです。それより分子栄養学に詳しい経験豊富な医師または自然療法医*（ハイルプラクティカー）のアドバイスを受けてください。

分子栄養学では、健康を維持することと、特定の物質が欠乏することによって引き起こされる疾患の治療に焦点が当てられています。つまり適切な栄養素を適切な順序で、かつアレルギーや不耐性、相互作用を考慮に入れながら摂取した場合にのみ、再び元気

＊　自然療法を中心にした代替医療を行うドイツ独自の国家資格。著者の場合、日本の臨床心理士に近いが、西洋医学的な診察や治療行為も行なうことができる点で日本と異なる。

になれるということです。何らかの欠乏を取り除くだけでなく、再びすべての機能を完全に果たせるように身体をサポートすることが目的です。

ところで、時には非常に古い頸椎の外傷が、今も残るさまざまなトラブルの原因となることがあります。特に、首や肩がひどく凝っている場合は、念のため経験豊富なセラピストに診てもらいましょう。

原因9 コカイン、MDMA、アンフェタミン、大麻

脳の神秘を理解することはできなくても、脳の扱い方についてはわたしたちはすでに少々知識があります。わたしたちの灰色の細胞は、身体の他の部分と同様に、良い食物を与えると感謝し、毒を与えると断固拒否します。

良い食べ物には、貴重な脂肪酸、ビタミン、微量元素だけでなく、優れた書物、刺激的な会話、新しく学んだスキルも含まれています。毒には、薬物、アルコール、砂糖に加えて、パートナーとの不仲、ストレスの多い労働条件、ビデオゲームやホラー映画の過度の消費などがあります。

どれもがお互いに作用し合います。わたしたちの食べる物が身体を変えるのと同じよ

うに、あらゆる情報が脳を変えます。にもかかわらず警告信号が次々に無視されていま
す。あなたがホラー映画のあとにひどい悪夢に悩まされているときや二日酔いのとき、
脳はあなたに言っています。「やめてくれ。耐えられない!」と。

コカイン、ＭＤＭＡ、アンフェタミン、大麻などの薬物は、燃え尽き症候群の発症を
加速することが知られています。最初の３つは、実際にはない能力を消費者にあると思
わせます。高速で長時間作動する内燃エンジンは、最適速度範囲で作動するエンジンよ
りもはるかに早く摩耗します。この最適な速度範囲に対する感覚が薬物によって失われ
ると、いっそう速く燃え尽きてしまいます。

大麻はちょうどこの逆です。脳の働きが著しく鈍くなって普段できることができなく
なります。その結果、自分を無力で弱いと感じるようになり、そこからくるストレスを
忘れようとしてさらに大麻に手を伸ばします。こうして致命的な悪循環が始まります。

薬物はまた、不安障害とパニック発作の主要な誘因です。わたしの患者さんの約５人
にひとりは、パニック発作が薬物に因果関係があると報告しています。大麻が一番多く、
ＭＤＭＡ、アンフェタミンとコカインがそれに続きます。と言ってもこれは、コカイン
が無害であるという意味ではありません。大麻ほどはパニック発作を引き起こさない
とはいえ、精神障害を発症し、被害妄想や幻聴に悩まされるリスクは高くなります。

人生であまり心弾むことがないようなら、ポジティブにものを考える練習をしましょ

う。迅速で効果的なメンタルトレーニングに興味がある方には、わたしの前書『敏感すぎるあなたへ』で紹介しているテンセンテンス法をお勧めします。

過去数年間のカウンセリングの経験から、毎日わずか20分のエクササイズで、長期にわたる不安症の患者さんでさえ、数カ月以内に抜け出すことができることがわかっています。

原因10 アルコール

燃え尽き症候群になる危険のある人々にとって、夕方のアルコールは大切な息抜きです――一生懸命働いたんだからそれくらいはいいだろう、と。

ここでもまた、大切なのは分量です。1日1杯または2杯のアルコールならかまいませんが、それなしではいられなくなったら問題です。適度のアルコールでは満足できなくなった人々は、緊急にアルコールを減らす必要があります。

ビール、ワイン、シュナップスなどは感覚を鈍くする働きがあり、ストレスホルモンのコルチゾールを寄せつけません。その上、アルコールは気分を高めるエンドルフィンも放出します。それだけ考えれば、そんなに間違ったことには思えないかもしれません。

しかし、残念なことに効果は長くは続きません。

アルコール中毒はじわじわと始まります。段階的なプロセスであるため、気がついたときには遅いのです。身体が徹底的な損傷を受ける前に助けを求めてください。

□偽りの助っ人

毎日のノルマを果たすために、仕事中にアルコールを飲むようになったら事態は深刻です。ストレスから逃れようとグラスに手を出しているうち、次第に限度を超して飲むようになります。アルコールは睡眠を妨げます。寝る前に飲めば寝つきは良くなりますが、眠りが浅くなって夜中に目が覚めてしまうからです。

こうなると、夜の休息を妨げるのはもはやストレスだけではなくなります。アルコールがうつ病を引き起こすと考えられている理由には、この睡眠不足もあるのです。

アルコール中毒はいずれうつや燃え尽き症候群へとつながります。少なくとも週に2日は飲まずに、読書や映画、スポーツやサウナなどを楽しんでください。

第5章 脳を再起動する

今ではよくおわかりだと思いますが、うつ病や燃え尽き症候群を引き起こす要因は実に多岐にわたっています。自分の不調の原因がどこにあるかを突きとめてはじめて、あなたは再び元気になることができるのです。薬物療法がもとで抑うつ状態になった人が、さらなる薬物で治そうとしてもうまくいくはずがありません。

炎症が原因である場合も同じです。なぜなら、そのような炎症は、薬で簡単に治る感染症であることは滅多にないからです。それよりも運動不足や体質に合わない食生活、アルコール乱用からきていることのほうがはるかに多いのです。

とはいえ、これらのどれをとっても、向精神薬によってこの世から一掃することはできません。ものをネガティブに考える習慣でさえ、薬物療法で変えることはできません。そのための訓練が必要です。

アネ＝ローラ・ファン・ハーメレンが率いるケンブリッジ大学とロンドンの精神科医のチームは、ポジティブな記憶を定期的に活性化することで、うつ病をどの程度軽減またはは防止できるかを調査しました。

２０１９年に発表された「人間の自然な行動研究[68]」では、うつ傾向のある４００人の若者に定期的に楽しいことを思い出すように促したところ、1年間で抑うつ症状が著しく軽くなっただけでなく、自信を取り戻したために唾液中のコルチゾールが明らかに低下したことがわかりました。このストレスホルモンはうつ病や燃え尽き症候群に直接関係しているので、精神状態の測定に使用できます。落ち込んでいる人ほどコルチゾール値は高くなります。

うつになりがちなお子さんがいる場合は、次のようにしてみてください。

楽しかった瞬間を思い出すように仕向けます。素敵な思い出というのは特定の食べ物や飲み物に直接関連していることもあります。それを食べたり飲んだりしながら、そのときの思い出を子供に話すのもいいでしょう。

もちろん、これは子供や青年だけでなく、すべての年齢層に当てはまります。しかし、若年期に経験したうつは、再発性のうつ病につながることがあるため、できるだけ早いうちにその芽を摘んでおくほうがいいのです。

1　神の領分に手を出す？

宗教を信じているかどうかはともかく、わたしたち人間は、脳があらゆるものを考え出せること、そして驚くべきやり方で、わたしたちの身体で起きていることを隅から隅まで見守って操作している事実に感嘆しないわけにはいきません。

何百万年もの進化の中で生み出された傑作がわたしたちの脳です。しかし、非常に欠陥があると考えている人々がいて、彼らは常に薬物の力で改善しようとしています。けれども、それを変更して操作する方法について考える前に、脳のような素晴らしい器官をまず完全に使いこなすことを考えるべきではないでしょうか？

バイオリンを演奏する人は誰でも、バイオリンの改造より先に、まず楽器を適切に調整して演奏する方法を学びます。わたしたちの灰色の細胞の潜在能力を最大限に活用するために賢く考える訓練をすることは、おそらく21世紀のきわめて重要な課題です。

2 うつ病と燃え尽き症候群に立ち向かう2つの方法

「スペシャリスト兼起業家」の罠にはまっているのか、完璧主義のせいかはともかく、あなたには時間とエネルギーの両方が不足しています。ここでいう「MとO」とは、マインドフルネスの「M」とアウトソーシングの「O」のことです。

□①マインドフルネストレーニング

無意識の役目は、あなたをできるだけ守ることです。いわゆる「心の声」によって、あなたがしていることが自分にとって良いことなのか、それとも危害を加えようとしているのかを知らせます。十分に注意してこの声に耳を傾けている限り、あなたはしっかりと守られます。

ただし、その警告を無視していると敵は実力行使に出ます。心身のトラブルという形を借りて、壁にぶつからないように全速力で止めようとするのです。燃え尽き症候群であろうとパニック発作や心因性の腰痛、または胃のもたれであろうと、これらはすべて、もっとひどい状況にならないようにわたしたちを守ってくれる無意識の仕業(しわざ)です。前著『敏感すぎるあなたへ』で、わたしが心身症を「心の声の思いやり」と呼んでいるのはそのためです。

ここで一種のリセットを行う良い方法は、マインドフルネストレーニングです。まず、日々の生活をもっとじっくり見つめましょう。コーヒーを飲むにしても仕事のかたわらではなく、意識して楽しみます。

静かな場所を見つけて、５分間何もしないでいましょう。手に温かいカップを感じ、素晴らしい香りを吸い込みます。一口飲んだらじっくり味わいます。すぐに、胃の中に温もりが心地良く広がり、カフェインの活性化効果がだんだん体内を流れていきます。

このようなトレーニングを毎日３～４回行えばじょじょに健全な感覚が回復します。コーヒーをじっくり味わう、日を浴びて５分間座る、ちょっと散歩をする、ヨガのエクササイズでリラックスする――何でもいいのです。

一日に数回、意図的に脳をシャットダウンして再起動するとびっくりするようなことが起きます。フリーズしたコンピュータを再起動するのと同じように、多くの問題が解決し、ちょっとしたマインドフルネスを実行しただけでも、より集中してリラックスできるようになります。

□②アウトソーシング

やりたくないことを外注（アウトソーシング）することは、心に問題を抱える人々が身に着けるべき極めて重要な方策です。よくあることですが、ここでもほんの少しの思い込みが邪魔をしています。

うつになりかかったことに気づいた、急性燃え尽き症候群の配管工の男性がやって来ました。仕事は順調でしたが、それを喜ぶより負担に感じていました。最初のカウンセリングでわかったのは、悩んでいたのは仕事そのものではなく、付随する雑務だということでした。請求書を書いたり、メールで質問に答えたり、留守番電話を聞いたり、電話をかけたりするなど、さまざまな仕事があります。

なぜ事務の人を雇わないのかと尋ねると、金銭的にそんな余裕はないと彼は言いました。それに一般の人は配管の仕事について疎（うと）いに決まっているから、いろいろ教えなければならない。でも、自分にはそんな時間もないし、忍耐力もないというのです。

この話には間違った思い込みが2つあるのに気づきましたか？　地域によっても異なりますが、事務仕事をする人の時給は、普通15～20ユーロですが、配管工なら時給30～60ユーロです。緊急サービスの場合には100ユーロを超えます。

他の人ならさっさとできる事務仕事を彼がやると、15～85ユーロの損失になります。

おまけに、こういう専門技能職での経理はそれほど複雑ではないので、人を雇っても２～３週間あれば任せられるようになるはずです。

わたしの説明に納得した彼は、それからまもなく事務の人を雇いました。その結果以前より収入が多くなり、それまでの思い込みが間違っていたことに気がつきました。

３　アウトソーシングリストを作る

すぐにも他人に任せたいことのリストを作ることは、どんな人にとっても意味があります。気の進まないことを人に頼んで、自分がしたいことに精を出すこのやり方は、たとえそのために収入と支出がとんとんになったとしても、十分に試す価値のあるものです。

というのは、気が進まないことを自分に無理強いすると、生きるエネルギーが消耗するのに対して、好きなことをするとバッテリーが充電されるからです。

あなたがたとえ現在失業中でも、自宅で気の進まないことをする代わりに、自分がしたい仕事は何かを考えてその仕事で収入を得るために努力するほうがいいのです。これが必ずしも難しくないことは、本書に記した多くの実例でおわかりでしょう。

4　どこかに「たどり着きたい」という願い

大きな目標について第2章で説明したことを覚えていますか？　最近、すべてを手に入れたように見えるのに無力感を抱いている人をカウンセリングしました。彼は言いました。

ベルンハルト先生、自分でもなぜだかわかりません。わたしには素晴らしい妻とかわいい子供が2人います。大きな家に住んでおり、仕事の面では何もかも順調です。それなのに毎朝起きるのがつらくてたまりません。そのまま横になって泣いていたい気持ちです。

今のような恵まれた状況ではなかったときも憂うつな気分だったかと尋ねると、こんな答えが返ってきました。

いいえ、当時は本当に元気でした。あの頃は夜を日に継いで働いていたのですが。

こういう人々に欠けているのは新たな目標です。どこかに「たどり着くこと」にこだわるあまり、自身の強さと喜びを生み出したのは実は「何かに向けて必死で取り組んでいること」だったのに気づかなかったのです。

そもそも、どこかに「たどり着くこと」は自然法則に反します。完璧主義の項でお話ししたように、宇宙で唯一不変なものは変化です。成長ともいえるでしょう。木であろうと動物であろうと、もちろん人間であろうと、発展を続けるものだけが生きています。わたしたち人間にとってこれは、肉体だけでなく心理的な面にも当てはまります。

ですから、物質的なものでも、さらなる学習でも経験でも、何でもいいですから、目標を設定することが大事です。再び何かに情熱を傾けると、すでに達成した成功を楽しむことができるだけでなく、この新しい目標に向けて熱心に取り組むことになります。

つまり、燃え尽きてしまうのは、あまりにも長く気に染まない仕事をしてきたからというだけではありません。情熱を傾けてきた仕事が終わったあと、代わりになるものが見つからなかった場合にも起きます。この患者さんはまさにそのケースでした。いくつか新しい挑戦を始めるとすぐに、彼は再び元気になりました。そしてこれまでにやりとげたことに喜びと誇りを感じたと話してくれました。

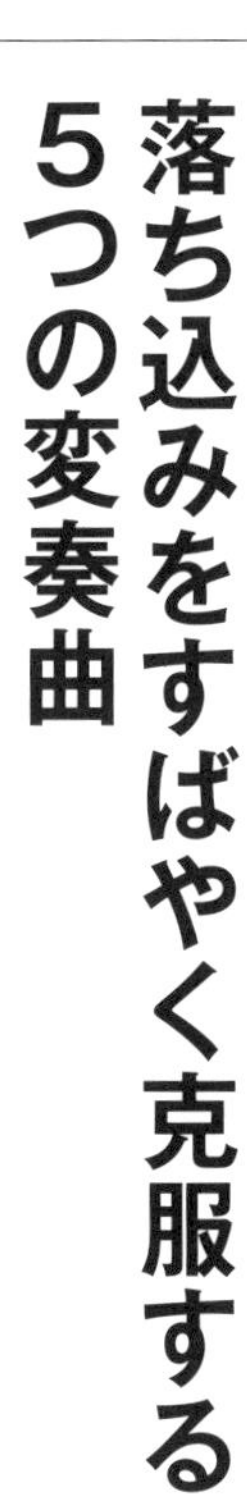

第6章 落ち込みをすばやく克服する5つの変奏曲

1　外国語のトリック

まずは外国語のトリックです。この方法については、数年前にコミュニケーショントレーナーの講習を受けた際、ドイツのＮＬＰコーチのマルク・Ａ・プレツァーから学びました。非常に効果があることを実感したのは、その後しばらくして何人もの患者さんが「まるでひとりでに治ったみたいだった」とわたしに話してくれたときです。

どの人もかなり長い期間母語ではない言語で話したり考えたりしなければならなかったことで、心理的なトラブルがなくなったのです。

□ネガティブな独り言はひとつの言語でのみ発生する

声に出そうと頭の中だけであろうと、ネガティブな独り言は精神的なトラブルのきっかけとしてきわめてよくあるものといえます。多くのセラピストが患者さんと協力して少しずつ改善しようと努力していますが、その際これらの独り言が主に母語でなされているという事実にはほとんど注意が払われていません。

しかし、抑うつ的で不安な、または強迫的な考えが通常ひとつの言語でのみ形成されるとするなら、言語を替えれば思いがけない治療につながる可能性があります。わたしたちは誰でも母語以外の言語でくよくよするのは得意ではありません。

特に興味深いのは、意識的に言語を切り替えたところ、その言語で考えて夢を見始めるまで数週間しかかからなかった人もいたことです。一方、通常のセラピーでは、自動的に浮かんでくるネガティブな考えがいちおう止むまでに数カ月または数年かかります。

患者さんたちの報告に触発されて、わたしはいろいろな検査を行いました。目的は、外国語のトリックをセラピーの手法として使えるかどうかを調べることでした。まず、多くの患者さんに、頻繁に繰り返されるネガティブな考えに注意して、それが浮かんだらできるだけ早く英語や他の外国語に切り替えるように頼みました。

驚くようなことが起きました。練習を始めてすぐ、ほとんどの人が、まったく同じ内容なのに別の言語を使っただけで前より気にならなくなったと報告してきたのです。外国語がうまい必要さえありませんでした。出来の悪い学校英語ですら、はっきりと効果が現れたのです。

これらの結果に勇気づけられて、わたしはテストを続けることにしました。すべての考えを分析して置き換えるかわりに、脳の言語オペレーティングシステム（OS）そのものを交換できるなら、多くの患者さんにとってこれは非常に役立つ可能性があります。この場合のOSは、思考に使う言語のことです。これはわたしたちが心の中で情景を思い浮かべるときの視覚言語と、内面の対話をする言語の両方に当てはまります。

ちなみに、複雑な映像と対話によって考える能力がなければ、芸術も文学も技術的進歩も学校も医学も、いやそれどころかこの本が印刷された紙すら存在しないでしょう。

事故や病気のためにこの能力が一部失われてはじめて、わたしたちは人生がそれを基礎として成り立っていることに気づくのです。そんなことはないと思う人は、頭の中で声を聞いたり、情景を思い描いたりせずにものを考えてみてください。どうですか？うまくいきませんね？

ウィンドウズやリナックス、マックなどのOSがインストールされていないパソコンが何もできないのと同様に、わたしたちも内部の画像と対話がなければ考えることはできません。この場合、見ることは聞くことよりもはるかに普遍的です。画像はほとんどの場合、さまざまな文化でそのまま理解されますが、言語のほうは通常の言語領域を離れるとすぐに限界に突き当たります。

しかし、外国語のトリックがうまく機能したのは、まさにこのためなのです。落ち込ませるような思考と母語との結びつきが強ければ強いほど、別の言語で考えることによって抑うつ状態から抜け出しやすいからです。つまり、わたしたちの脳は落ち込みや不安をそのまま外国語で言葉にすることに慣れていないのです。

思いがけない偶然で、この考えがセラピーの役に立つことを確かめることができました。ちょうどその頃、若者が3人カウンセリングを受けに来たのです。この3人には外国語のトリックによる治療がぴったりでした。不安障害のためにすでに5カ月学校に行っていない16歳の少年、さまざまな強迫観念に苦しむ17歳の少女、すでにうつ病と診断されていた15歳の少年の3人です。

1．16歳の少年

別のセラピストの助言で、この少年はすでに転校していましたが、残念ながら望んだような結果にはなりませんでした。新しい学校の初日に両親はおびえた息子を迎えに行きました。彼はドイツ語で考えていましたが、両親はもともとポーランドの出身だったので、家庭ではポーランド語だけで話すことを提案しました。

少年はポーランド語がかなり理解できましたが、自分で話したり考えたりするのは幼い頃からほとんどドイツ語でした。訓練した結果、ものを考えるのも夢を見るのもポーランド語でできるようになったので、しばらくの間、ポーランドの祖父母のもとで暮らして、そこから学校へ通うことになりました。今度は、何の問題もなく授業を受けることができたのです。6カ月後にドイツに戻った彼は、再び学校に通えるようになりました。

2. 17歳の少女

強迫症で悩んでいたこの少女にイギリスで1年間過ごすよう説得するのは簡単でした。両親の仕事の関係で、15歳のときすでに半年ロンドンで暮らしたことがあったのです。強迫症はロンドンに行く前に始まっていたそうですが、奇妙なことに、ロンドンでの6カ月間は発生しなかったということでした。

ドイツに戻ってくると再発し、次第にひどくなったために両親がわたしに助けを求めてきたのです。案の定イギリスでの暮らしが始まるとすぐに強迫症状はなくなりました。今彼女は20歳ですが、イギリスに留まることを決めたので、この効果がはたしてドイツに戻っても継続するかどうかは不明です。しかし、少なくとも何度かドイツに一時帰国した際には、まったく強迫症状は起きませんでした。

3. 15歳の少年

彼はすでにうつ病と診断されていました。向精神薬も飲んでいると知ってわたしは少し性急ではないかと思いました。多くの思春期の少年と同様に、彼は激しい気分のむらに苦しんでいましたが、これは驚くべきことではありません。この間に、脳ははなはだしい再構築期を通過するからです。

しかし、わたしの注意を引いたのは、少年はまぎれもない社会恐怖症だったことです。友達がほとんどおらず、クラスメートから嫌われていると信じ込んでいました。カウンセリングの結果、この恐怖症は実際のネガティブな経験に基づくものではなく、心の中の対話の産物にすぎないことが明らかになりました。

そこでわたしは交換留学制度を利用して息子をアメリカに留学させてはどうかと両親に提案しました。彼はアメリカの高校生活を描いたテレビドラマ「ハイスクール・ミュージカル」の大ファンだったので、1年間アメリカの学校に通うことを二つ返事で承諾しました。

この少年が経験した変化は特に印象的でした。定期的にやりとりするメールで、彼はホストファミリーがサポートしてくれた様子を見事な英語で伝えてきました、また、アメリカの学校制度がドイツとはまったく違うことや、すでに友達もできたことも書いてきました。英語で話しているときには他人が自分をどう思っているか気にならないことに彼がようやく気づいたのは、わたしがそれについて尋ねたときでした。

1年後にドイツに戻ってきた彼と会ったとき、目の前にいたのは親なら誰でも誇りに思うような若者でした。アメリカの話をするときには自信に満ちており、人懐こく、ユーモアがあり、1年前に会ったときの、恥ずかしがり屋でうつ病だと思われていた少年とはまったくの別人だったのです。


それ以来この外国語のトリックは、若者だけでなく大人の患者さんにも勧めています。もし一貫してやり通せば、うつ病もずっと早く良くなるでしょう。ただし、これが機能するのは、精神的なトラブルが実際に自分との対話によって引き起こされたことが、あらかじめわかっている場合に限ります。

そうでない場合には、このような単純な手法が非常に大きな影響を与える可能性があると言われても、なかなか受け入れにくいでしょう。もしあなたが、自分の場合には外国語のトリックが効くかもしれないと思うなら、簡単なテストをしてください。

ここでは外国語として英語を選択しましたが、もちろん、他の外国語でもかまいません。いや、外国語ができない人でも、この素晴らしいテクニックを使う方法があります。これは簡単に使えるだけでなく楽しいので、語学が得意な人も試すことをお勧めします。

ただし、テストの前に、次の質問に答えて下さい。

次の2つの考えのうち、あなたの気分を落ち込ませるのはどちらのほうですか？

I can't manage it!

わたしには無理！

すぐに違いに気づかないようなら、両方を心の中で数回繰り返します。最初に英語、次に母語でやってみてください。

ほとんどの患者さんは、英語ではほとんど変化がないのに、母語になると気持ちが沈みます。それから、浮かんでくる考えを翻訳するのは、それを何度も押しのけるよりもはるかに簡単だということをしっかりと心に留めておいてください。

ひょっとするとあなたは今、外国語のトリックは自分にも効果があるかもしれないと思っているかもしれませんね。

□バイリンガルの人は？

はい、やはり効果があります。この質問は非常に多いので、患者さんに基本的なテストをしました。バイリンガルの人の場合には、考えがネガティブになればなるほど、ひとつの言語を使う傾向が強くなることがわかりました。

たとえばドイツ語とイタリア語で育ち、両方の言語を流暢に話す人の話では、不安または強迫的な考えは、２つの言語の片方だけで発生するといいます。また、「うまくいった！」などというポジティブな考えは、たいていもうひとつの言語を使っているというのです。

□外国語ができない場合は？

外国語のトリックは、外国語ができなくても機能します。方言を使えばいいのです。たとえば、バイエルン出身の人は、同じ抑うつ的な考えがザクセン語ではどのように聞こえるか想像してみてください。ハンブルク出身の人なら、フランケン方言またはシュヴァーベン方言で試してみてはどうでしょう（訳注・東日本出身の人は関西弁や九州弁、西日本出身の人は東北弁や標準語などで試してみてください）。

想像しただけでおかしくなってしまった？　それは結構！　人を笑顔にするものは落ち込ませることができません。時にはちょっとしたことが大きな違いを生むのです。

2 心のくすり箱

若い頃、重度のうつに苦しんでいたわたしは、かかりつけの医師に抗うつ薬を処方するように懇願しました。ようやく手に入れたそれを、わたしは緊急用の薬として浴室のキャビネットの一番手前に入れました。落ち込みがひどくなったときはいつでもこれを飲めばいいと思うと、安心感が生まれました。

その頃のわたしは、これらの薬は少なくとも2週間服用しなければ効果が現れないことも、飲んだ人の14%にしか効かないことも知りませんでした。知っていたのはただ、副作用があるかもしれないということだけでした。そのため、結局わたしは飲みませんでした。にもかかわらず、いざというときの備えがあると思うと心強く感じたのです。

こうして最悪の事態に備えたあとで、わたしは他にも気分を改善するために役立つものはないかと首をひねりました。以前気分を良くしてくれて、今でも効き目がありそうなものは？　そして五感それぞれを元気づけてくれるものを探すことにしました。

聴覚――ダンスをしたくなる曲を集めたオーディオカセットを作り、ウォークマンに入れ、電池を入れて「緊急用」と大きく書いてある靴箱に入れました。

味覚――リューベック・マジパンとモーツァルトクーゲルチョコレートを選びました。

嗅覚――これについては考える必要はありませんでした。初めての体験となった旅先で知り合った女性がつけていた香水です。ドラッグストアでこの香りのサンプルをもらいました。

視覚――少しぼやけたポラロイド写真を選びました。大の親友だった犬と庭で戯れている写真です。今でも、この写真を見るとおもわず顔がほころびます。

触覚――これはなかなか決まりませんでした。考えた挙句、ようやく母の裁縫箱から絹を一枚取り出しました。柔らかく、すべすべする感じが好きだからです。目を閉じて絹に触れていると、少なくとも数分間は悲しみを忘れることができました。

すべてを入れたあと、この箱をベッドの下にしまいました。そのときすでにわたしはある興味深い体験をしました。入れるものを決めるために2日近くかかったのですが、その間それまでとは気分が違っていたのです。楽しくなるものを探す、それだけで、抑うつ症状が大幅に軽くなったのに気がつきました。

悲しい思いに襲われるといつでも、この「心のくすり箱」を取り出し、ウォークマンで音楽を聴き、お菓子を食べ、香水の匂いをかぎ、シルクをなでました。写真を見て、自分はひとりではなかったんだと思いました。

ほとんどの場合、15分から20分で気持ちを安定させることができたので、日常業務もある程度こなすことができました。好きな音楽を聴くとプラスの効果がかなり長く続くことがわかってからは、ウォークマンだけはもっと長い時間使いました。

現在わたしのスマホには楽しい曲を集めたプレイリストや見るだけで楽しくなる写真が入っています。うつや燃え尽きたときだけでなく、ごく日常的にストレスを感じたときも、ポジティブな記憶を活性化することは役立ちます。

うつの患者さんにこの箱を勧めると、よくこう言われます。

「そう言われても……。気分が落ち込んでいるときには、それさえできないんですよ」

だからこそやる価値があるのです。どんなに落ち込んでいるときでも、脳はすべての刺激を処理しなければならないからです。また、この行為だけでも、活動が低下している脳の一部が再び動員されます。

□自分の考えを疑ってみる

うつに囚われている時間が長ければ長いほど、ポジティブな思い出など「何ひとつない」ような思いに囚われます。一般化についての話を覚えていますか？　その中でもこれは危険なものだといえます。

そういう瞬間にはあなたはこれが事実だと信じているのでポジティブな思い出を探そうとさえしないでしょう。しかし、きわめて悲しいことの多い人生にすら、歌や香り、食べ物などが楽しい思い出と重なる瞬間があるはずです。脳がこれらの刺激に再びさらされると、神経生物学的連鎖反応が起こります。

かつてポジティブな記憶を保存していたシナプス接続はみな、より強力になるインパルスを受け取ります。たとえしぶしぶ「心のくすり箱」を準備したとしてもこれは起こります。

この箱の効果は、人によります。すぐに気分が良くなる人もいますし、ほとんど何も感じない人もいます。もしあなたがそうだとしても、どうかがっかりしないでください。最初はそんな具合でも、次第に気分が良くなってきます。あなたがポジティブな刺激に多く触れると、効果のほうもそれだけはっきりしてきます。

このとき、さまざまな感覚チャンネルごとに進めると、さらに２つの利点があります。

ひとつは、たとえシンプルではあっても、これは非常に効果的なマインドフルネストレーニングだということです。もうひとつは、こうすることであなたがさらなる回復のための扉を開く感覚チャンネルを見つけるからです。

憂うつな考えは、聴覚および視覚を介して起きやすいという性質があります。あなたが頭の中で考えていること、状況を思い浮かべていることは、においや味、または触れることよりもはるかにネガティブな感情につながりやすいのです。

したがって、少なくともあとの3つの感覚、つまり嗅覚や味覚、触覚のうちひとつだけで悲しい気持ちを引き起こそうとしてもうまくいきません。まさにこのことを利用すればいいのです。これらの感覚を通じて気分が明るくなるものを見つけることができれば、あなたは大きな一歩を踏み出したことになります。というのは、そうしているうちに、うつがすでに「自動操縦」になっている感覚チャンネルすべてに通じる新たな道を手に入れるからです。

心のくすり箱を使うことは、考古学の発掘作業にたとえることができます。できるだけ多くの埋蔵物が日の目を見るように、泥と砂利は少しずつ取り除かれます。同様に、この箱を定期的に使っていると、自信や感謝の気持ち、生きる勇気など、落ち込んでいる人々の中に埋もれていた感情が次第にあらわになっていきます。

前の章ですでに脳の可塑性についてお話ししましたね。これは、わたしたちの使い方によって脳の構造が変わることです。したがって、憂うつなことばかり考えていれば、脳の細胞は悲しみを感じやすくなります。逆に、ポジティブな記憶を活性化すると、そのたびにポジティブな感情に接続するシナプスが強化され、かつ更新されます。

この章の5つの方法は、できるだけ少ない労力で目的を達することができるように構成されています。もし、これまで述べてきたことをもとに、すでに薬を換えたり食生活を変更したりしているなら、あなたが思っている以上に状態が良くなっている可能性があります。

さまざまな方法を組み合わせることで、数週間のうちに再びあなたは明るくパワフルな人になっていきます。

3　リフレーミング

この本の2章ですでに、わたしは「リフレーミング」について触れました。そこでもお話ししましたが、リフレーミングとは、新しい「枠組みを与える」ことによって事態を違った観点から見ることです。最初に頭に浮かぶことに満足するのではなく、ある出来事に複数の見方があることに目を向けてみると、それもまたありうると気がつくことも珍しくありません。

ネガティブな出来事に潜むポジティブな要素を見つけることは、リフレーミングの基本です。といってもそれは決して言い方を変えてごまかすことではありません。そこには実際に肯定的な意味があるのです。わたしたちはそのことをよく理解する必要があります。そうすれば、ネガティブな感情だけでなくうつ病からさえ、身を守ることができます。

次に3つの例を挙げて、たとえ困難な状況でも次のように考えてみる価値があることをお伝えしたいと思います。

他の考え方はできないだろうか?

例1

Mさんは自分でも気づかないうちにうつ状態になっていたために仕事にミスが多くなって、解雇されました。最初にMさんの頭に浮かんだ考えは……

①散々プレッシャーをかけておいて、こっちが力尽きたらあっさり首を切ったってことか。

Mさんが解雇を不当で非人道的なものだと思っていっそう落ち込んだのは無理もありません。夫婦で参加した最初のカウンセリングで、Mさんの妻は夫がもはや職場に満足していないことに数年前に気がついていた、と言いました。

それでも、Mさんは転職する勇気はなく、必死で働き続けたせいで次第にうつの症状がひどくなっていったのです。決定的に悪化したのは、解雇がきっかけでした。身を粉にして会社に尽くしたのに、ぽんと放り出されたのです。

でも……Mさんにとってはそれも一種の解放だったとは言えないでしょうか？　雇用主は、本人が望まなかった、あるいは決心できなかった一歩を肩代わりしたのかもしれません。「終わりなき恐怖より恐怖ある終わりを」という言葉がここには当てはまります。

いずれにせよ、Mさんは自分を評価してくれる職場を探す機会が得られたとは言えます。リフレームされた考えは次のようになります。

②解雇されて良かった。ずっと前から居心地が悪かったのに転職する勇気がなかった。これで自分に合った職場を探す時間ができたってことだ。

しかしそれだけではありませんでした。最初のカウンセリングでMさん夫妻は、引退後はスウェーデンで過ごすつもりだと言いました。以前休暇で訪れてすっかり気に入ったので、退職するとすぐに移住したいと考えていたというのです。このことが興味深いリフレーミングにつながりました。

③おかげで、予定より12年早くスウェーデンに移れる。ここで仕事を探してうろうろしても良くなる見込みはあまりないだろう。スウェーデンに行けば、熟練工が不足しているので、ドイツから労働者を招き入れるための支援プログラムもある。

ひとつの出来事に、いくつもの見方があることに気づきましたか？　ここに紹介した3つの考えはすべて、それ自体は理解できるものです。しかし、最初の考えはうつをさらに悪化させるのに対して、あとの2つは今後の人生を大幅に改善するものでした。ベテランの機械工であるMさんは、その後スウェーデンに行って給与の高い仕事を見つけました。このように、リフレーミングによって解雇に対する不満は自信に、のちには感謝にさえ変わったのです。

例2

Sさんは夫にまたしても裏切られて悲嘆にくれていました。

あの人はわたしの人生を台無しにした。二度と信頼できない。どうやっても浮気は治らない。

最初のケースもそうですが、当面は思う存分気持ちをぶちまけてもいいのです。けれども、しばらくして気持ちが落ち着いたら、次のように考えてみましょう。

この出来事は別な解釈もできるだろうか？

Sさんは札付きの嘘つきと暮らしていたことを認めることができるかもしれません。そして、今後もこのような暮らしを続けていいのかと考えるかもしれません。最終的にSさんが合意したリフレーミングは次のとおりでした。

またぞろ繰り返された浮気でこの人と別れるほうがいいと決心した。もう時間を無駄にしたくない。今後は信頼できる男性と家庭を持ちたい。また、勘は当てになることがわかった。というのは、初めからあの人には何かひっかかるものがあったのに、目をつぶってしまったからだ。これからはもっと賢くなろう。

すべての失敗が常にさらなる成長の機会であるのと同じように、リフレーミングは、隠れていたかもしれない洞察につながることが多いのです。リフレーミングはまだ難しいという人には、簡単な方法があります。

それは、それまで信じ込んでいた考えとは正反対のことを言葉にしてみることです。その結果、いかに多くの驚くべき真実が姿を現わすか――わたしたちのカウンセリングルームでの数多い実例を知ったら、あなたはきっと驚かれることでしょう。

例3

Wさんは、新しい仕事に就いてから2週間後、課長からパワハラを受けるようになりました。最初は優しかったのに、ささいなことで叱りつけるのです。彼女は同僚と比べて決して仕事ができないわけではありません。どうしても理由がわからないため、Wさんはこう思いました。

あの人はわたしが気に入らないんだ。

最初の数日間は課長とぴったり波長が合うと感じていました。結婚指輪をしていること、机の上に子供の写真が飾ってあることで、彼が結婚していることは初めからわかっていました。さもなければ2人は恋に落ちていたかもしれません。

しかし、今はもうそれどころではありませんでした。上司の姿が見えると、Wさんはどうか話しかけられないようにと思ってひたすら仕事に没頭しました。

わたしがこう言ったとき、Wさんはいらだちました。


課長さんはあなたに恋をしているんですよ。


わたしはこの仮定が正しいことを前提に、これまでのことを思い返してみるようにWさんに頼みました。すると、Wさんは、働き始めて2日目に同僚の女性が、課長はあなたに目をつけてるわね、といってニヤリと笑ったことを思い出しました。さらに、数週間前、彼の机の家族の写真が増えたことも。考えれば考えるほど、いろいろなことが思い当たり、このリフレーミングは見当違いではないことが明らかになりました。

Wさんは課長の行動に振りまわされまいと決心しました。同僚とも楽しく過ごして課長に対しても以前のように自然に振る舞おう。パワハラを受けたにもかかわらず、ではありません。受けたからこそ、です。

数日のうちに、課長はもとの友好的な態度に戻りました。2カ月後、クリスマスパーティーで2人はホットワインを飲みながら打ち解けて話をしました。そのとき彼はWさんに恋をしたことを告白したのです。既婚である自分の立場を考えてできるだけ距離を置こうとした結果、心ならずもあんな態度をとってしまった……彼はしみじみと言いました。

リフレーミングは訓練すればできるようになります。これもまた「名人も練習次第」のひとつです。しかも、最初のリフレーミングがうまくいくとすぐに効果が現れるので、努力のし甲斐があります。検索エンジンのように脳をより頻繁に使うことを学ぶ気があるなら、うつ病や燃え尽き症候群を自分で克服するための効果的な手段がいくつかあります。

4 グーグルのように脳を使う

ここに高性能コンピュータとこれまでに開発されたうちで最も強力な検索エンジンがあると想像してください。あなたが何を知りたいかにかかわらず、答えはすぐに出ます。

ただ、ひとつだけ制約があります。検索エンジンは、ユーザーが尋ねた質問にだけ答えるということです。たとえばうつ病になる原因を尋ねると、うつ病につながる可能性のある何千ものリストが表示されます。

ただし、これをどのように克服あるいは防止するかについて、事前に提案することはありません。あなたがそれを尋ねなかったからです。

このような高性能コンピュータと最強のソフトウェアを、実はあなたはとっくに持っている……こう言えば、もうわたしの言いたいことはおわかりですね。そう、わたしたちの脳です。

実際、この宇宙において人間の脳ほど複雑で強力なものはありません。１００兆を超えるシナプスによって相互に接続された少なくとも８６０億のニューロンがわたしたちをコントロールしていることを思うと、きわめて合理的な研究者さえ神の存在について考えずにはいられないでしょう。

しかしこの能力は高くつきます。選択肢が多ければ多いほど、全体の見通しを見失いやすくなるからです。グーグルをよく使う人はわたしの言うことに賛同されるでしょう。グーグル検索で表示されるすべての記事を読もうとすると、その膨大な数に圧倒されて以前よりもさらに困惑するはずです。プロは、最初のページの結果をざっと読み、有望な記事がすぐに表示されない場合は、検索のキーワードを変更します。

□良い質問を

わたしたちの脳も、質問にのみ焦点を当てています。したがって、くよくよしても期待どおりの結果が得られない場合は、グーグルと同じように、より良い質問で試してみればいいのです。

「なぜこんな暗い気持ちになるんだろう?」と尋ねれば、脳はあなたが改善すべきことのリストを提供します。それが多ければ多いほど、あなたは気分が悪くなります。

何度も質問すると、答えはもっと不十分なものになります。グーグルのように、脳は常に学習しているからです。満足な解決につながらない場合、脳はあっさりこう言います。

「わかりません」

この答えがすでによく出てきているなら——今こそ正しい質問の仕方をするときです。たとえばこんなふうに。

他の人はどうやって落ち込みを克服したんだろう?

本書はこの質問に基づいて書かれているので、あなたに良いお知らせがあります。それは、あなたはすでにうつ病や燃え尽き症候群から抜け出す独自の方法を見つける方向に向かって進んでいるということです。

そのわけは、読みながら頭に浮かんだ質問がどれも、あなたの想像以上に脳の構造を変えたからです。あなたがこれまでどんなふうに苦しんできたのか、わたしにはわかりませんが、ひとつだけ言えることは――この本を読んで少しでも希望が感じられたなら、あなたは正しい道にいる、ということです。

最初の一歩は小さくて目立たないかもしれませんが、それでも継続してください。そうすれば、歩みは大きくなり、人生を改善するスピードは速くなります。

□いちばんシンプルなテクニックがいちばん

うつに巻き込まれている時間が長ければ長いほど、自分の状況について積極的に何かを変えようとする力がなくなります。ですからテクニックは簡単なほうがいいのです。

少し気合いを入れるだけで実行できて、それでも良くなったと感じられるものだけが、患者さんたちを活性化できるのです。これらの簡単なテクニックのひとつに適切な質問があります。優れたモチベーショントレーナーであるトニー・ロビンスは、こんなことを言っています。

成功した人々は良い質問をする――その結果、より良い答えを得る。

幸せでバランスの取れた人々にも同じことが言えます。手始めに、次のルールに従ってください。

□「なぜ?」と尋ねない

「なぜ」から始まる質問が功を奏することは滅多にありません。そうではなく、「誰が、どのように、何を」という質問は、多くの場合、前進させるアイデアにつながります。これからは、「なぜそんなに憂うつなのだろう?」ではなく、次のように問いかけてください。

- 身のまわりにいる人で、わたしが手本にしたいような人生を送っているのは誰だろう?
- どうやってあんなふうになれたのだろう?

●そのためにどんなことをしたのだろう。その中でわたしにもできることは何だろうか？

最後の質問をしたところ、あなたの脳がすぐに「何ひとつない」と答えたとしても気にすることはありません。そのわけはまず、今のあなたは「何ひとつない」が一般化だということを知っているからです。ですからそれは正しくないし、問題にすることはありません。

もうひとつの理由は、この自発的な無力感は、脳がまだ片寄ってプログラムされているために、ポジティブな思考よりもネガティブなほうを早く提供することを示しているだけだからです。

ここで強調されているのはまだです。脳はあなたが絶えず考えていることを例外なく自動化するので、あなたが「誰が、どのように、何を」という質問をすることによって、もっとポジティブな思考をするようになるのは時間の問題です。

ここでひとりの男性の例をお話ししましょう。

1年前、28歳の男性、Ｆさんがカウンセリングに来ました。Ｆさんは、重度の不安発作に加えて、中程度のうつ病も抱えていました。仕事について5年間たっていましたが楽しんではいないと言いました。ただ収入はかなりあり、特別きつい仕事でもないとの話でした。

毎日いやいや出勤していたのにもかかわらず、転職も何か資格をとることも考えてはいませんでした。そうこうするうちに彼の「無意識」は急ブレーキをかけ、「全般性不安障害とうつ病」と診断されるに及んで仕事を辞めざるを得なくなりました。

家にいて仕事のストレスがなくなっても、気分が良くなることはありませんでした。欲求不満は自信のなさや空虚さへつながって、Fさんはようやく本当はどんな仕事がしたいのかを考えたことがないことに気づきました。

かつて思い描いた唯一の目標は、あくせく働かずに十分なお金を稼ぐことでした。それなら以前の仕事で果たされていたはずですが、問題はそれでは気持ちの上で満足できなかったことです。

彼はわたしにただひたすらこう尋ねるばかりでした。

「なぜやりたい仕事が思いつかないんでしょうか?」

「そう聞くことがすでに間違っているからですよ」わたしはこう言って、次のように質問するように勧めました。

● ぼくが自分に向いた仕事を見つけるために力になってくれるのは誰ですか?

- どうすれば自分にふさわしい仕事を見つけることができますか？
- 本当に向いている仕事を見つけるには何をすればいいのですか？

わたしはこの３つの質問を書き留めてグーグルで毎晩１時間検索するようにアドバイスしました。また、ビル・バーネットとデイブ・エヴァンスによる『スタンフォード式人生デザイン講座』（早川書房）という本を読むように勧めました。

３週間後、再びやってきたとき、彼はその本を誇らしげに見せて、自分がしたい仕事がわかったと報告しました。デザインとウェブサイトの作成をしたいというのです。しかし、さらに驚いたのは、彼がこんなふうに尋ねたことです。

「新しい仕事に必要なツールをできるだけ早く、そして安く学ぶためにはどうしたらいいのかについて、何かアドバイスがありますか？」

わたしは思わずにっこりしました。

「それこそが、良い質問なのですよ！　もちろん、ありますとも」

Ｆさんがそれからの４カ月以内に経験したことは、思い込みに邪魔されずに踏み出せばどんなことが起こるかを示す模範的な例です。この間、彼はわずか80ユーロの設備投資でウェブサイト作成について多くを学んだ結果、姉のブティックと叔父の手工芸品販売店に素晴らしいサイトを作ることができました。

今ではGoogle Adwordsにも精通しており、2人のためにオンライン広告も企画しました。どちらの店も売上が大幅に増加し、友人や知人からウェブサイトを作成したりオンラインマーケティングを最適化したりすることを頼まれるようになりました。

初めてカウンセリングを受けてから1年足らずで、Fさんは自宅のリビングをオフィスにしてウェブサイト代理店を経営するようになりました。平均的な収入は前と同じ勤務時間で計算すると3倍に増えていました。

そしてうつのほうは？　4カ月の学習段階で自然に姿を消して、それ以来戻ってきませんでした。

5　「一般化」の罠から抜け出す

頭の中の対話が幸せに及ぼす影響力については、前の章ですでに詳しく説明しました。自分との対話の仕方を完全に変えることはできないとあなたが思っているなら、そのとおりです。それは不可能なだけでなく、そもそもまったく必要ありません。非常に小さな変更が大きな違いを生むからです。

これらの小さなステップに一般化をやめることがあります。どうするかといえば**「人は」「人間は」という言葉を口にするときに注意を払うだけ**です。なぜなら、この「人」という言葉はあなたの個人的な思い込みを一般化して、一見克服できないように思える障害を作り出しているからです。

たとえば仕事に不満を抱いている患者さんに「趣味を仕事にすることだってできますよ」と言うと、たいていはこういう返事が返ってきます。

それでは（人は）食べていけません！

最近の例をひとつお話ししましょう。犬と一緒に過ごすのが大好きだという男性がいました。仮にハンスとしておきましょう。けれどもハンスはそれを仕事にしようと真剣に考えたことはありませんでした。今挙げた思い込みのために真剣に考えることができなかったのです。わたしはまず「人」を「わたし」に置き換えてみるようにハンスに言いました。

そのときの会話を記しておきます。

ハンス：それでは（人は）食べていけません。

ベルンハルト：「人」を「わたし」に換えてください。

ハンス：それでは（わたしは）食べていけません。

ベルンハルト：どうしてわかるのですか？　それで生計を立てている人はいますね？ドッグシッターやドッグトレーナー、またはペットホテルの世話人とか？

ハンス：はい、確かにいますが、わたしは訓練もしていないし、犬を預かる場所もありません。

ベルンハルト：ドッグシッターなら訓練も場所も必要ありませんよ。また、空いた時間に犬の調教師としての訓練を受けることもできますよ。

ハンス：ですが、ドッグシッターではろくに稼げません。

ベルンハルト：どうしてご存知なんですか？　シッターをしている人と話したことがあるとか？

ハンス：いいえ、ありません。でも、そうに決まっています。犬の散歩にお金をたくさん払う人など想像できません。

ベルンハルト：そうなんですよ！　あなたは想像できない、というより想像したくなかったんですよ。だから真剣に考えなかったんです。公園を散歩していると、よく出会うドッグシッターの男性がいます。週に5日、5～6匹の犬を連れて散歩に出かけているという話でした。

いつだったかその人に報酬はいくらかと聞いたことがあります。2時間の散歩で、送迎サービスを含めて、1回20ユーロで請け負っていると言っていました。つまり、毎日約3時間働いて、1日あたり100から120ユーロを稼いでいるんです。週15時間でひと月20日で、2000～2400ユーロです。

ハンス：何ですって？　それじゃ今のわたしの収入より400ユーロ少ないだけじゃありませんか。わたしは週に20時間も多く働いているのに……。

そして今、ハンスは何を仕事にしているか当ててください。

□一般化はわたしたちの目と耳を塞いでしまう

次の言葉ほど害のあるものはありません。

仕方ない！（人はそれをどうにもできない）

これは実によく聞く言葉です。上司が感じ悪い、仕事は面白くない、お金が足りない、そんなときに真っ先に口をついて出るのです。けれども「人」を「わたし」に換えて、「**わたしはそれをどうにもできない**」と言ってみると、ほら、感じが変わってくるのがわかりますね。

「誰が、どのように、何を」の質問を少し練習すれば、いろいろな問題の解決策が見えてきます。

一般化してものを言うことは、人生が差し出すすべての可能性に対してわたしたちの目と耳を塞いでしまいます。これは、誤った思い込みを一見普遍的に見えるルールに変えて、不快な状況でも耐えられるようにするためです。

□「いつも」は「決して」正しくない

さらなる一般化の表現には「いつも」「絶えず」、「みんな」「誰も……しない」、「決して（……）ない」などがあります。

もしあなたがパートナーなり友人なりに「あなたは**決して**わたしの言うことに耳を貸さない」と言ったとしたら、これは間違いなく真実ではありません。いくら不注意な人でも、あなたが思っているよりはあなたの話に耳を傾けているはずだからです。

あなたがこう言うと、言われたほうはこれが正しくないということがわかっているので、頑固に抵抗します。大事な話をするときにこの言葉で始めるべきではありません。

このような言葉は一般化されて、個々の、あるいはよくある出来事から例外のないルールらしきものを作ります。こういう言い方で人に話しかけると、相手はきちんと向き合われていないとか、非難されているとか感じます。一般化された話は、たいてい喧嘩になるか、片方が引き下がることで終わります。

とりわけばかげた一般化は、たとえば、ドイツ人、アメリカ人、職人、医師、ＢＭＷドライバーなどのように、人々を十把ひとからげに扱うことです。

アメリカ人は表面的であり、ＢＭＷドライバーは攻撃的、医師はすぐに抗うつ薬を処方したがる……なんでも一般化する人は、人を怒らせ、合理的な議論を妨害します。

多くのＢＭＷドライバーが細心の注意を払って運転するように、アメリカにも内省的な人々がたくさんいるのは言うまでもありません。抗うつ薬を処方する医師の数も、増えているのは緊急事態においてだけです。なぜなら、名の通った病院の院長でさえ、今では製薬業界が数十年にわたって自分たちを欺いてきたことを認めているからです。

したがって、わたしのアドバイスはこうです。

できる限り、自分とまわりの人たちを一般化しないこと。これは罰則ではありません。日常の会話の質をまったく新しいレベルに引き上げるチャンスなのです。わたしの家でこれを始めたとき、すぐに愉快なゲームになりました。子供でも大人でも、一般化していることに気づいたら誰でもすぐに修正することができます。

中でも「人」を「わたし」と言い換えたとき、一瞬言葉に詰まることがよくありました。長い間、それが何であるかさえ気づかずにこういう思い込みを引きずっていたことに今さらのように思い至ったからです。

一般化は時間とエネルギーを奪います。もちろん一般化を完全に避けることはできないでしょう。

しかし、それは重要ではありません。一般化という曲者がいて、これらがしばしばわたしたちが積極的に自分の運命を引き受けることを妨げることを知っているだけで、小さな奇跡を起こすのに十分です。そして、あなたがこのような小さな奇跡を起こして、再び明るくて喜びに満ちた人生を送ることができるように心から願っています。

あとがき

この本は「一人称」で書かれていますが、実はこれはわたしだけを指しているのではありません。ベルリンのカウンセリングルームは、妻と他の４人の同僚によってサポートされており、その全員がわたしの大切な仲間です。

調査結果や体験レポートは、チームワークと他のセラピスト、医師、科学者との定期的な交流に基づいています。このような学際的な考えとコラボレーションがなければ、本書も、それから最初の本『敏感すぎるあなたへ』も生まれませんでした。同僚ならびにカウンセリングチームのみなさん、そして、フィードバックによって貢献してくださった読者の方々に心から感謝いたします。

あなたご自身が心理士あるいは医師で、わたしたちのカウンセリングについて詳しく知りたいと思われた場合は、ドイツ語、または英語で info@Institut-moderne-Psychotherapie.de までご連絡ください。

(45) https://www.ncbi.nlm.nih.gov/pubmed/10817533?dopt=AbstractPlus
(46) https://www.ncbi.nlm.nih.gov/pmc/articles/PMC5436791/
(47) https://www.bmj.com/content/350/bmj.h1771
(48) H. Sternbach: ≫The serotonin syndrome≪. In: *American Journal of Psychiatry*,. 148, Nr. 6, Juni 1991, S. 705-713
(49) Dipl. Psych. Thorsten Padberg, M. A.: *Psychotherapeutenjournal*, 4/2018, S. 329 ≫Placebos, Drogen, Medikamente-der schwierige Umgang mit Antidepressiva≪
(50) https://www.nature.com/articles/nm.3214
(51) https://www.sciencedirect.com/science/article/pii/S0747563216307543?-via%3Dihub
(52) http://www.br-online.de/jugend/izi/deutsch/Grunddaten_Kinder_u_Medien.pdf
(53) https://www.adultdevelopmentstudy.org/datacollection
(54) https://www.sciencedirect.com/science/article/abs/pii/S0277953616303689
(55) https://www.dak.de/dak/bundes-themen/muedes-deutschland-schlafstoerungen-steigen-deutlich-an-1885310.html
(56) https://www.ncbi.nlm.nih.gov/pmc/articles/PMC3903111/
(57) https://www.ncbi.nlm.nih.gov/pubmed/24151000
(58) https://onlinelibrary.wiley.com/doi/abs/10.1080/00050060310001707147
(59) https://www.ncbi.nlm.nih.gov/pubmed/15465985
(60) http://thework.com/sites/thework/deutsch/
(61) Stefan Merath: *Der Weg zum erfolgreichen Unternehmer*, GABAL Verlag, 2008
(62) Timothy Ferriss: *Die 4-Stunden Woche*,, Ullstein, 2011　ティモシー・フェリス『「週4時間」だけ働く。』田中じゅん訳（青志社）
(63) https://www.handelsblatt.com/politik/deutschland/gesundheitssystem-krankenkassen-sammeln-geldpolster-von-28-milliarden/20993162.html?ticket=ST-3437262-DYNQXIeSu3cHrePA9jHD-ap2
(64) https://ec.europa.eu/eurostat/de/web/products-eurostat-news/-/DDN-20170828-1?inheritRedirect=true&redirect=%2Feurostat%2Fde
(65) https://www.researchgate.net/publication/256712913_Envy_on_Facebook-_A_Hidden_Threat_to_Users'_Life_Satisfaction
(66) Shelle Rose Charvet: *Wort sei Dank*, Junfermannsche Verlagsbuchhandlung, Paderborn 1998
(67) Bodo Kuklinski, Anja Schemionek: *Schwachstelle Genick*, Aurum Verlag, 2010
(68) A. J. Askelund, S. Schweizer, I. M. Goodyer & A. L. van Harmelen: ≫Positive memory specificity reduces adolescent vulnerability to depression≪ (2019). In: *Nature Human Behaviour*

(21) https://www.aerzteblatt.de/nachrichten/96409/Fluorchinolone-FDAwarnt-vor-mentalen-Stoerungen-und-hypoglykaemischem-Koma; https://www.deutsche-apotheker-zeitung.de/news/artikel/2017/02/10/fluorchinolone-auf-dem-pruefstand
(22) https://www.ncbi.nlm.nih.gov/pmc/articles/PMC181154/
(23) https://www.ncbi.nlm.nih.gov/pmc/articles/PMC3181967/
(24) https://www.cell.com/neuron/pdfExtended/S0896-6273%2814%2901141-6
(25) https://www.deutsche-apotheker-zeitung.de/news/artikel/2017/06/14/allergie-cholesterin-und-gluten-was-sagen-apothekentests-aus
(26) https://www.ncbi.nlm.nih.gov/pubmed/24689456
(27) https://www.gastrojournal.org/article/S0016-5085(17)36302-3/pdf
(28) https://www.nature.com/articles/s41598-017-05649-7
(29) https://physoc.onlinelibrary.wiley.com/doi/full/10.1113/jphysiol.2012.230078
(30) https://www.ncbi.nlm.nih.gov/pubmed/8847022?dopt=Abstract
(31) https://de.wikipedia.org/wiki/Laktoseintoleranz#cite_note-2
(32) M. Ledochowski: Laktoseintoleranz und Milchunvertraglichkeiten, 2. Auflage, Akadmed-Verlag, 2011, S. 47
(33) https://www.kenn-dein-limit.info/alkohol-in-zahlen.html
(34) Manfred V. Singer und Stephan Teyssen: ≫Alkohol-Das unterschatzteGift≪, in: Spektrum der Wissenschaft 4/2001, S. 58
(35) https://www.mri.bund.de/fileadmin/MRI/Institute/EV/NVSII_Abschlussbericht_Teil_2.pdf
(36) Chrisoph Reiners; Karl Wegscheider; Harald Schicha; Peter Theissen; RenateVaupel; Renate Wrbitzky; Petra-Maria Schumm-Draeger (2004): ≫Prevalence of thyroid disorders in the working population of Germany: ultrasonography screening in 96, 278 unselected employees ≪. In: *Thyroid: official journal of the American Thyroid Association*, 14 (11), S. 926-932.DOI: 10.1089/thy.2004.14.926.
(37) Archives of *General Psychiatry* (Bd. 60, S. 618)
(38) Nina G. Jablonski und George Chaplin: ≫The evolution of human skin coloration≪. In: *Journal of Human Evolution*,. Band 39, 2000, S. 57-106; Nina G. Jablonski und George Chaplin: ≫Skin cancer was not a potent selective force in the evolution of protective pigmentation in early hominins≪. In: *Proceedings of the Royal Society*, B. Band 281, Nr. 1789, 2014
(39) https://de.wikipedia.org/wiki/Folsaure
(40) https://www.wissenschaft.de/umwelt-natur/zink-macht-jugendliche-geistig-fit/
(41) https://www.ncbi.nlm.nih.gov/pubmed/12710973
(42) https://www.tandfonline.com/doi/full/10.1080/19390211.2017.1334736
(43) https://www.aerzteblatt.de/archiv/61696/Ursachen-und-fruehzeitige-Diagnostik-von-Vitamin-B12-Mangel
(44) A. Rosanoff, C. M. Weaver, R. K. Rude: ≫Suboptimal magnesium status in the United States: are the health consequences underestimated?≪ In: *Nutr Rev*,. 2012 Mar; 70 (3): 153-64

[注]

(1) https://news.harvard.edu/gazette/story/2011/01/eight-weeks-to-a-betterbrain/; https://www.nature.com/news/new-brain-cells-erase-old-memories-1.15186; https://www.ncbi.nlm.nih.gov/pmc/articles/PMC3268356/

(2) https://www.depression-heute.de/blog/interview-professor-gontherunglueck-auf-rezept-bestaetigt-die-psychiatrische-realitaet

(3) https://www.aerztezeitung.de/medizin/krankheiten/neuro-psychiatrische_krankheiten/depressionen/article/645919/strategien-wenn-psychopharmaka-liebesleben-beeintraechtigen.html

(4) https://www.presseportal.de/pm/119123/3912240

(5) https://www.nature.com/articles/mp201098

(6) https://www.nature.com/articles/mp201310

(7) http://science.sciencemag.org/content/328/5983/1288

(8) L. Z. Agudelo et al. (2014): Skeletal Muscle PGC-1 α 1 Modulates Kynurenine Metabolism and Mediates Resilience to Stress-Induced Depression. *Cell* 159 (1): 33-45. doi: 10.1016/j.cell.2014.07.051.

(9) E. Y. Bryleva, L. Brundin: Kynurenine pathway metabolites and suicidality. *Neuropharmacology*; Epub 26. 1. 2016; L. Brundin et al.: An enzyme in the kynurenine pathway that governs vulnerability to suicidal behavior by regulating excitotoxicity and neuroinflammation. *Translational Psychiatry*, 2016; 6 (8): e865

(10) https://jamanetwork.com/journals/jama/article-abstract/2684607; https://www.eurekalert.org/pub_releases/2018-06/uoia-oou061118.php

(11) https://de.statista.com/statistik/daten/studie/787888/umfrage/verordnungsstaerkste-arzneimittel-in-deutschland/

(12) HYPERTENSION 2016; 68. HYPERTENSIONAHA.116.08188; https://www.ncbi.nlm.nih.gov/pmc/articles/PMC5058642/

(13) https://www.telegraph.co.uk/science/2016/03/14/antidepressants-can-raisethe-risk-of-suicide-biggest-ever-revie/

(14) https://www.nytimes.com/2012/07/03/business/glaxosmithkline-agreesto-pay-3-billion-in-fraud-settlement.html

(15) https://jamanetwork.com/journals/jama/fullarticle/2474424

(16) https://www.aerzteblatt.de/nachrichten/sw/Hormonersatztherapie?nid=83455

(17) http://www.spiegel.de/gesundheit/diagnose/bayer-hormonspiralen-mirena-jaydess-kyleena-psychisch-krank-durch-verhuetung-a-1150451.html; https://www.aerzteblatt.de/nachrichten/76200/EMA-prueft-levonorgestrelhaltige-Hormonspiralen-auf-psychiatrische-Nebenwirkungen

(18) https://ajp.psychiatryonline.org/doi/10.1176/appi.ajp.2017.17060616

(19) https://jamanetwork.com/journals/jama/fullarticle/1788456

(20) https://bpspubs.onlinelibrary.wiley.com/doi/full/10.1002/prp2.341

訳者あとがき

本書を初めて手にしたときには、まだ影も形もなかった新型コロナウィルス。あっという間に日本を、いや世界を席巻してしまいました。先の見えない日々、わたしたちの生活は激変し、「コロナうつ」という言葉も今や日常的なものになりました。また、医療や介護に携わる方たちはいつ燃え尽きてもおかしくない状況に置かれています。

ベルリンのセラピスト、クラウス・ベルンハルトの前著『敏感すぎるあなたへ』には、数多くの読者の方たちから「今までとはまったく違うアプローチ」「もう少し早く出会いたかった」「バイブルのような本」などの感想が次々と寄せられ、改めて「ベルンハルト・メソッド」の新しさと効果を感じました。

著者の主張は一貫しています――ごく一部の重症のケースを除いて、精神の不調は向精神薬では治らない。大切なのはまず、原因を突きとめること。そしてそれを取り除くことだ。それなのに、薬物療法をはじめとする対症療法ばかりが行われている、と。

訳を進めながらいまさらのように感じたのは、自分の身を守るのは自分しかいないということです。けれどもそれは、まわりに助けを求めないということではありません。他人に迷惑をかけたくないからと、苦しみを隠してはいけない。家族や友人、専門家の手を借りながら、自分としっかり向き合って不調の原因を突きとめ、それらを取り除いていくことこそが確かな回復への道だと著者は繰り返し説いています。うつや燃え尽き症候群の多岐にわたる原因の他に、本書にはさまざまなメンタルトレーニングがいくつも紹介されており、それぞれ大変興味深いものです。どれもごく小さな一歩です。でも、それらが集まれば、あなたは再び気持ちの良い晴れやかな日々へと戻れます――長年の経験と実績に支えられた著者の言葉には説得力があります。

なかなか抜け出せない落ち込みに悩む読者の方たちに、本書が希望を、そしてひとつの道筋を示すことができれば、訳者としてこんなにうれしいことはありません。

最後になりましたが、今回もまたCCCメディアハウス書籍編集部の小林薫さんには数多くの資料に当たっていただき、ひとかたならぬお世話になりました。さらに医学用語その他に関しては、医師である小林さんの妹さんからいくつもの有益なアドバイスを得ました。おふたりのサポートによって、心安らかに仕事を終えられたことに感謝します。

平野卿子

2020年秋

著者

クラウス・ベルンハルト　Klaus Bernhardt

臨床心理士。科学・医療ジャーナリストとして活躍後、心理学、精神医学を学ぶ。現在、不安症やパニック発作の専門家として、ベルリンでカウンセリングルームを開設。最新の脳科学に基づいた画期的療法「ベルンハルト・メソッド」はドイツで注目を集めている。脳神経科学教育マネジメント協会（AFNB）会員。前著『敏感すぎるあなたへ ―― 緊張、不安、パニックは自分で断ち切れる』はドイツで大ベストセラーに。

訳者

平野 卿子　Kyoko Hirano

翻訳家。お茶の水女子大学卒業後、ドイツ・テュービンゲン大学留学。主な訳書に『敏感すぎるあなたへ ―― 緊張、不安、パニックは自分で断ち切れる』（CCCメディアハウス）、『ネオナチの少女』（筑摩書房）、『キャプテン・ブルーベアの13と１／２の人生』（河出書房新社、2006年レッシング・ドイツ連邦共和国翻訳賞受賞）など。著書に『肌断食 ―― スキンケア、やめました』（河出書房新社）がある。

装丁＆本文デザイン：竹内淳子（株式会社新藤慶昌堂）

校正：大場詩子

落ち込みやすいあなたへ
「うつ」も「燃え尽き症候群」も自分で断ち切れる

2020年10月2日　初版発行

著者
クラウス・ベルンハルト

訳者
平野 卿子

発行者
小林 圭太

発行所
株式会社 CCCメディアハウス
〒141-8205東京都品川区上大崎3丁目1番1号
電話　販売　03-5436-5721
　　　編集　03-5436-5735
http://books.cccmh.co.jp

印刷・製本
株式会社新藤慶昌堂

ISBN978-4-484-20108-5